ENERGY UP

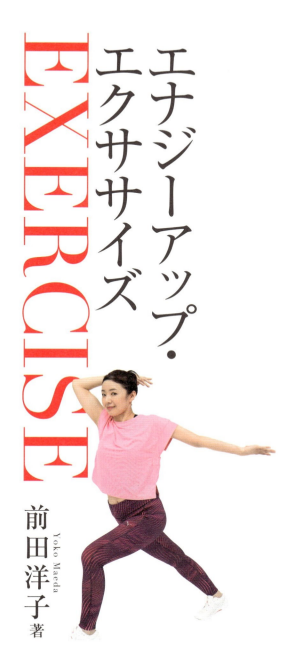

自分の年齢が
気にならなくなる

エナジーアップ・エクササイズ

EXERCISE

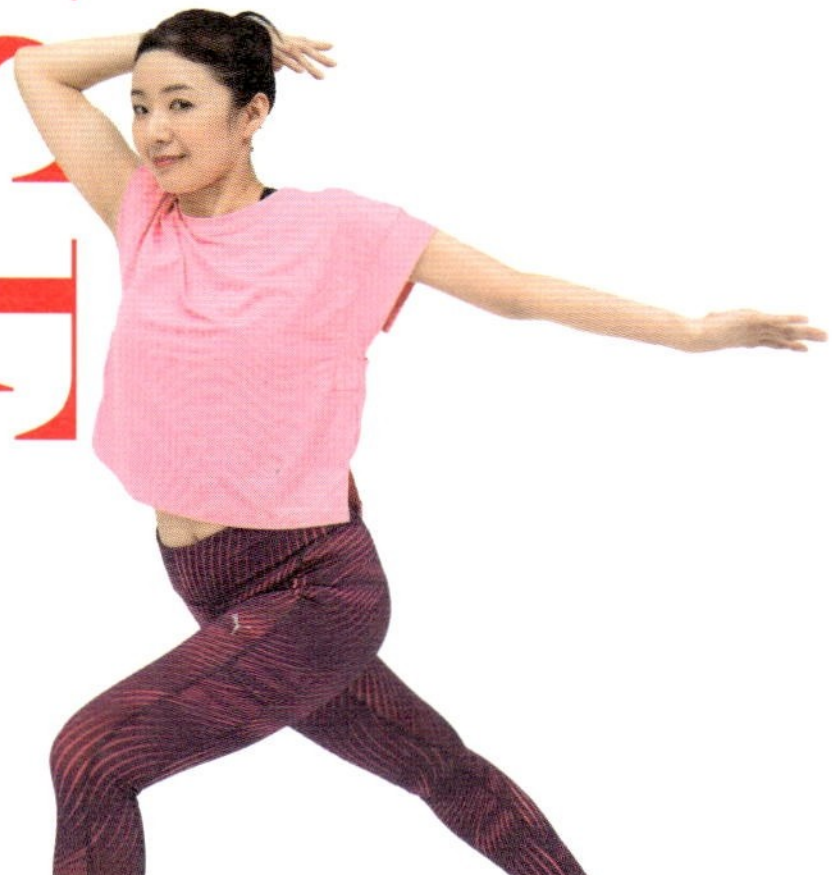

前田洋子 著
Yoko Maeda

かざひの文庫

ENERGY UP EXERCISE

はじめに

いつでも、いつからでも体は整えられます。

40代、50代、60代、70代……大丈夫、まだまだ若い！　年齢を重ねた今からでも、内側から活力があふれてくるような元気な体づくりは可能です。

この本では、特別な道具やトレーニングジムなどにお金をかけることなく、キッチンで料理をしている時、テレビを見ている時、そんな日常の中で自分の体を整える20のエクササイズをご紹介します。

しかも、表面的な健康や美だけに効く運動ではありません。体のズレは心のズレ。体のコリは心のコリ。つまり、体を整えれば心の乱れも整えることができるのです。

実際に、私は長年ウォーキング教室で「骨盤の動き」を整える歩き方やエクササイズを教えてきましたが、心が前向きになって人間関係や仕事がうまくいきだす方が続出しました。

骨盤とは、仙骨や腸骨、恥骨といった骨たちが複雑に連動して動き、背骨や大腿骨などとも接続して私たちの日常動作を支えている重要な部分です。そんな、体の中心といっても過言ではない骨盤の動きを整えれば、内側から出てくる生命力そのものが活性化し、心持ちが変わってくるのも不思議ではありません。それこそが、今回ご紹介する「エナジーアップ・エクササイズ」です。

人生１００年時代。この本を手に取ってくださったあなたはまだまだ若い！　と同時に、人間の体は確実に老化していくのも事実です。特に女性は50代ともなると健康状態が大き

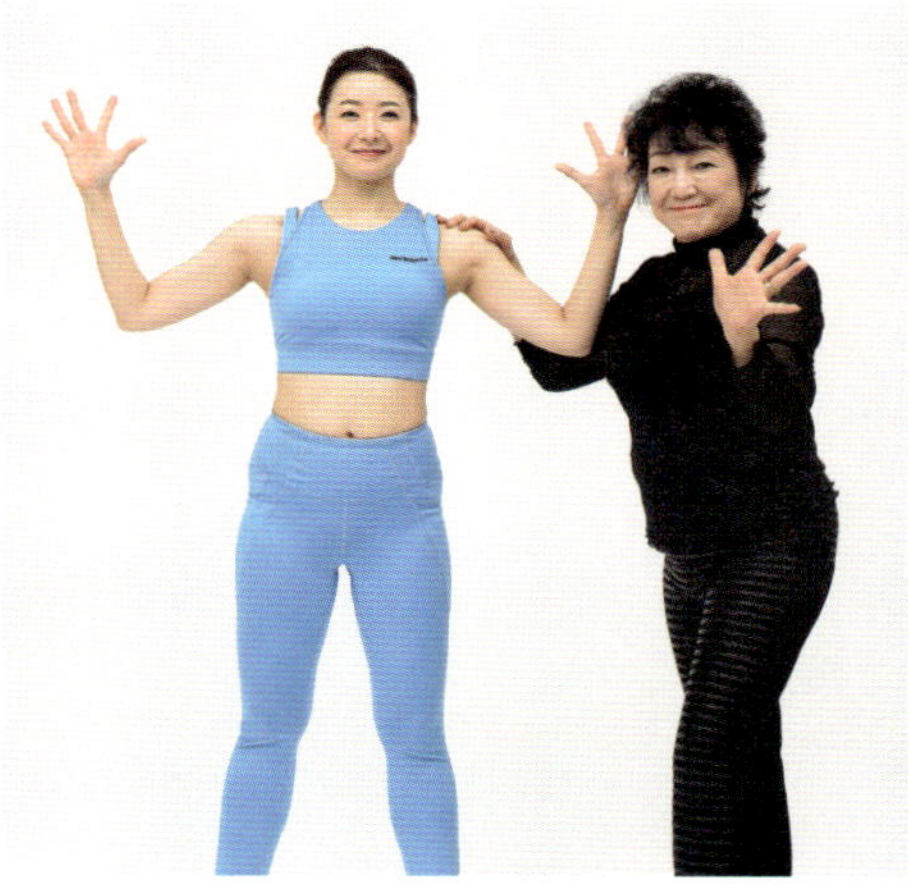

く変化するもの。ホルモンバランスの変化もそうですが、仕事や子育て、日々の家事をこなしながら、介護を経験される方も出てくるでしょう。日々の忙しさの中で、自分の体の異変に気付けないまま、体からＳＯＳのサインが出るまでがんばってしまいがちです。そんな時、整体やマッサージに頼ってみるのも手ですが、自分の体を一番理解できるのは他の誰でもないあなた自身ではないでしょうか。

いくつになっても年齢を感じさせない快活さと若々しさ。そんな人生が、日々のセルフケアの積み重ねでかなえられるなら、こんなに心強いことはありませんよね。自分で自分の体の状態を感じて整える、「エナジーアップ・エクササイズ」をぜひ習慣にしてみてください。

難しいことはありません。私の考えるエクササイズの基本は、楽しむこと。時にモデルのようにポーズをとってみたり、ダンサーになりきって腰や手をひねってみたり。やったことのないユニークなポーズや動きがたくさん出てきますから、楽しみながらトライしてみてください。簡単そうに見えて、すぐに体の内側が熱を持ち、代謝が上がってくるのを感じられると思います。それこそが、エナジーアップのサイン！　さあ、今この瞬間からあなたの未来を健やかで活力あるものに変えるための一歩を踏み出してみましょう。

前田洋子

CONTENTS

第3章 ― 美を整える

第4章 ― 脳を整える

第5章——ホルモンを整える

第1章

体を整える

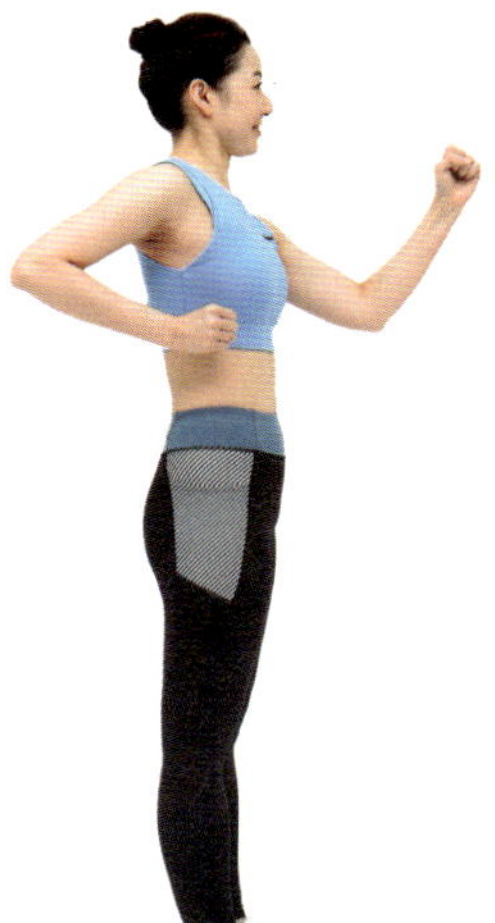

まずは、体の中心である骨盤の動きを整えていきましょう。それが体を整えることの基本になります。

骨盤は、腸骨・恥骨・坐骨の3つの骨が組み合わさって構成されています。それらが自然に前後、左右、旋回の3方向に動くことで、立ったり座ったり歩いたり、日常生活のあらゆる動作を可能にしているのです。また、女性にとっては、妊娠や出産の大役を果たす場所であり、ホルモンバランスに直結する場所でもあります。

そんな重要な部位だからこそ、骨盤のかみ合わせに微妙に狂いが生じてくると、腰痛や膝痛、肩凝りやむくみなど、体のどこかにトラブルが生じやすくなるのです。こうした骨盤の不調を放っておくと、体のみならず心にも影響が出はじめます。

骨の成長過程である幼少期なら、骨自体がまだ固まっておらず柔軟性があるので、自然と骨盤のズレも調整されるのですが、成人になり骨が完成してくると徐々に硬さが出てきて、骨がすり減ってくることもあるのです。

疲れを溜めたり日常動作のクセなどが続いたりすると、徐々に、気が付かないうちにかみ合わせがずれはじめ諸症状が出てきます。ですから、日常的なセルフケアが重要なのです。

健康な体づくりのためにストレッチを習慣にしている方もいらっしゃるでしょう。ですが、理想的な柔軟性とは、ただ筋肉を伸ばすだけではなかなか手に入らないのです。私たちの体の中心で上半身の体重を受け止めながら、下半身からの衝撃をクッションのように吸収している骨盤の柔軟性こそが大切になります。

さらに、骨盤には体中から血液が集まってきますから、骨盤の不調は体の不調に直結するのです。日頃から骨盤の動きに意識を向けて体全体にしっかり血液を巡らせ、むくみや冷え性、肩凝りなどが気にならない若々しい体づくりをしていきましょう。

この章で紹介する4つの動きは、年齢とともに疲労を溜めてしまった骨盤をリセットし、本来の自分の体の使い方を思い出すためのエクササイズです。骨盤を意識して正しく動かすことで、ゆがみを生じさせない体の使い方がわかってきます。世の中にはあらゆるエクササイズが紹介されていますが、何よりも先に整えていただきたいのは骨盤です。

年齢に関係なく、キレイでしなやかな体を手に入れるためのファーストステップを、今から一緒に始めていきましょう。

ENERGY UP
01
EXERCISE

左右の骨盤のズレを調整する

骨盤フリフリ

まずは骨盤の横の動きから整えていきます。左右の可動域に差がある方は、どちらかに違和感があるかもしれません。まずはゆっくりとした動きで、自分の骨盤の左右の動きを感じてみてください。

回数 4回

1 力を抜いて まっすぐ立つ

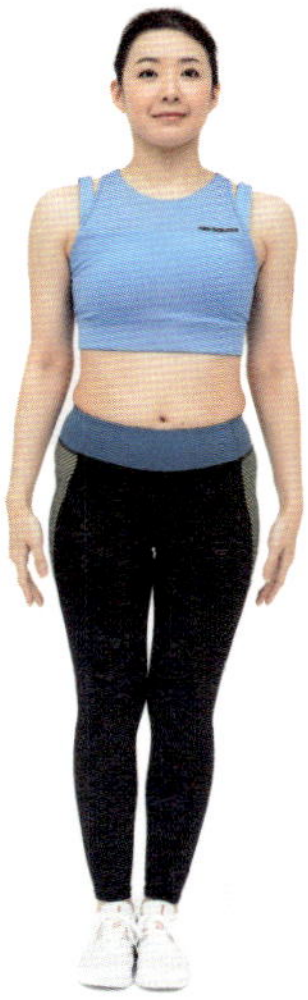

つま先をそろえて立ち、脱力。肩に力が入らないように注意してアゴは軽く引く。

2 骨盤を左右にフリフリ

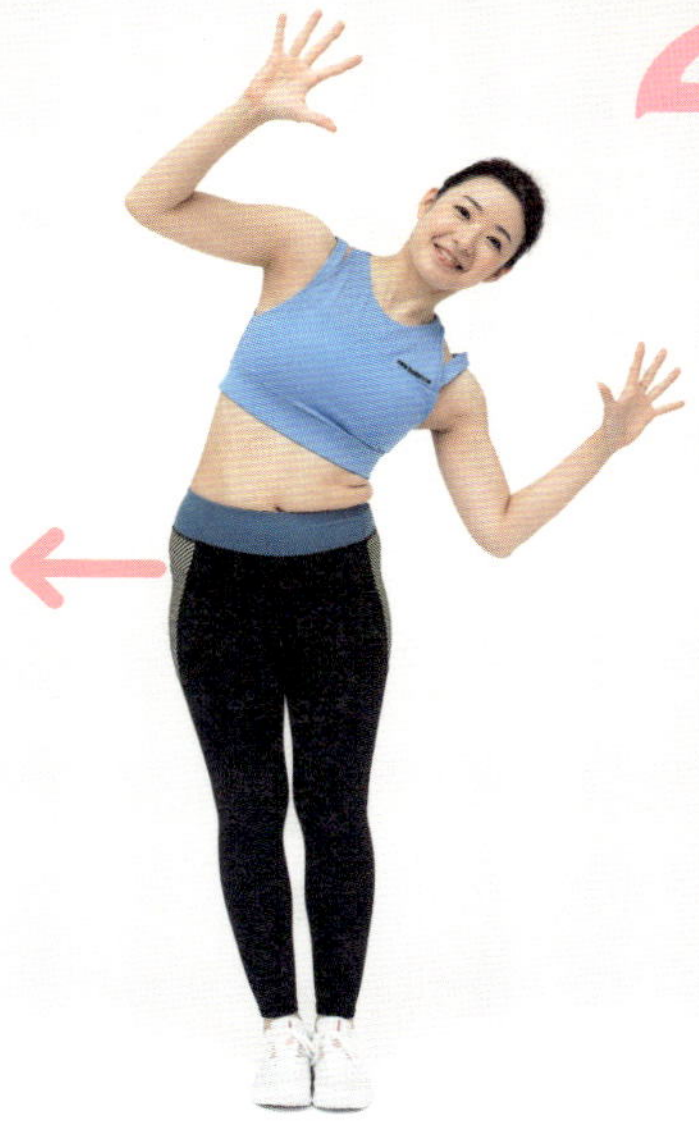

両腕を左右に90度に上げる。肘をぐっと後ろに引き、腕が前に倒れないよう真横に開くのを意識して。手のひらは正面に向けて指はソフトに開く。

肘が下がらないように気を付けて、そのまま上半身を左右に10秒ずつ傾ける。

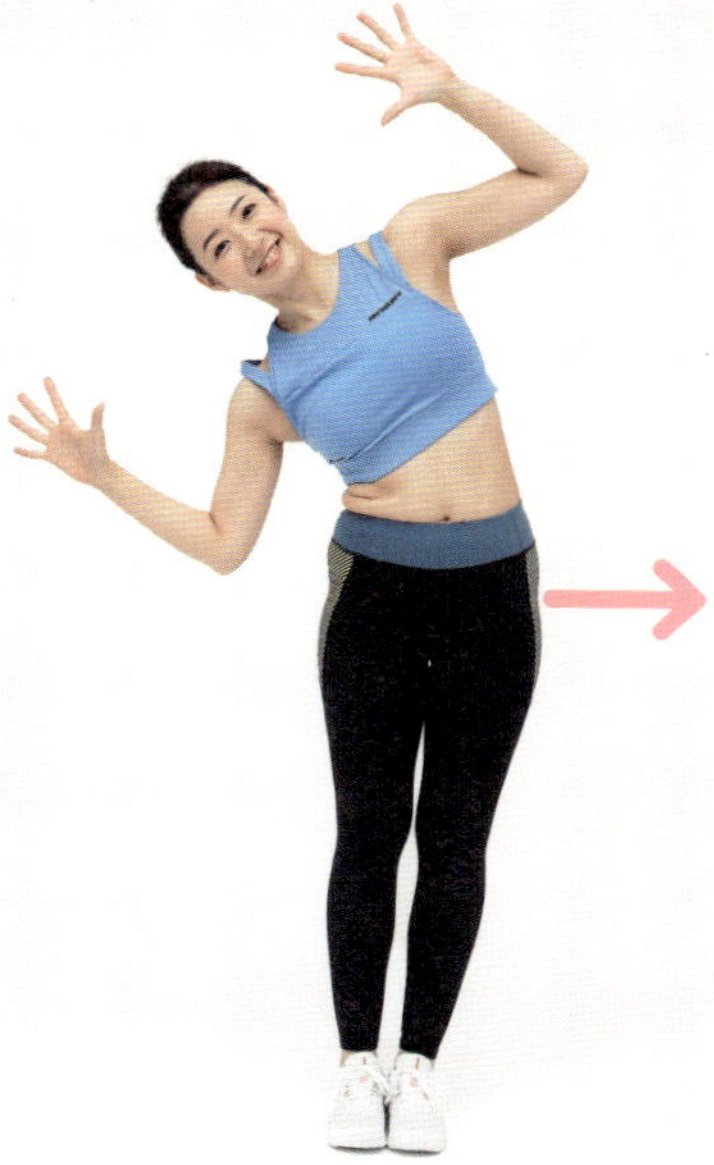

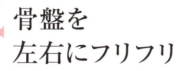

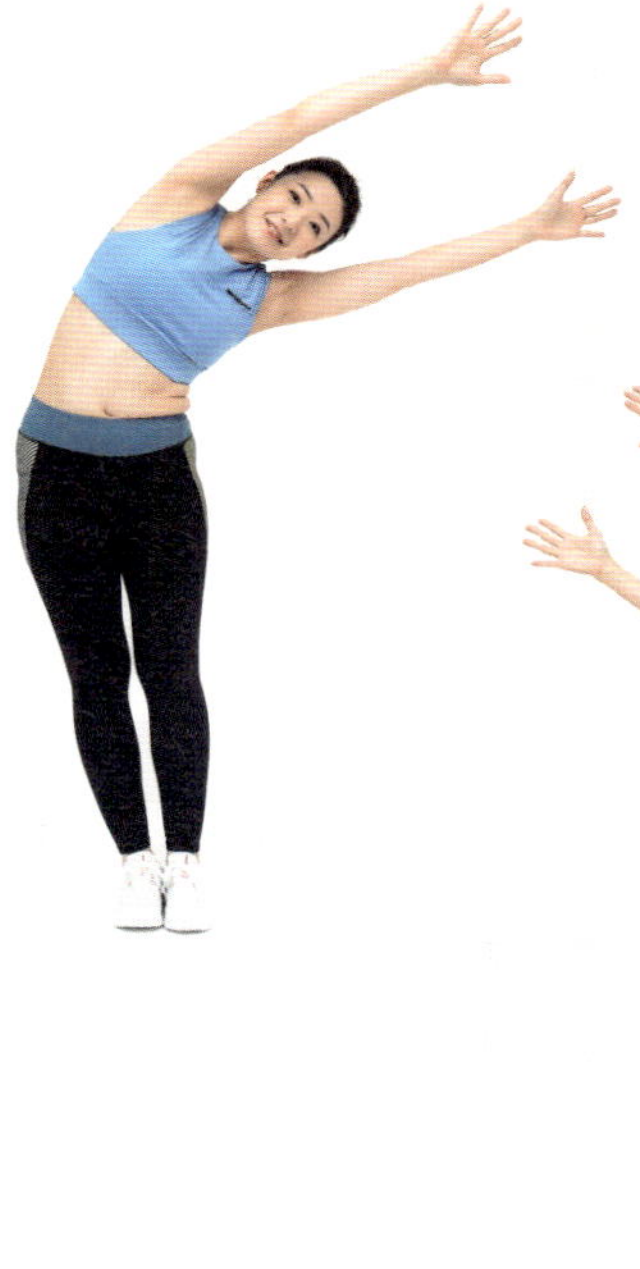

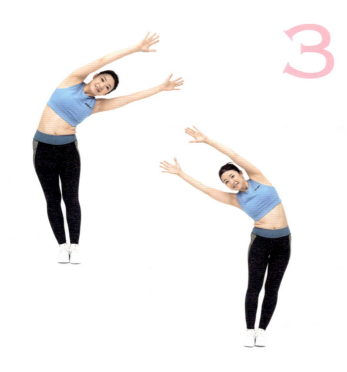

3 両腕を伸ばして大きくフリフリ

徐々に肘を伸ばして、肩甲骨から両腕が伸びるイメージでさらに骨盤をフリフリ。ここでも10秒を目安に。

縮めたほうの脇腹にしわが寄るくらいしっかり振る。腕の動きに合わせて骨盤が左右に動くのを感じて。

POINT

硬くなった肋骨がじわじわ伸びるのを感じて！

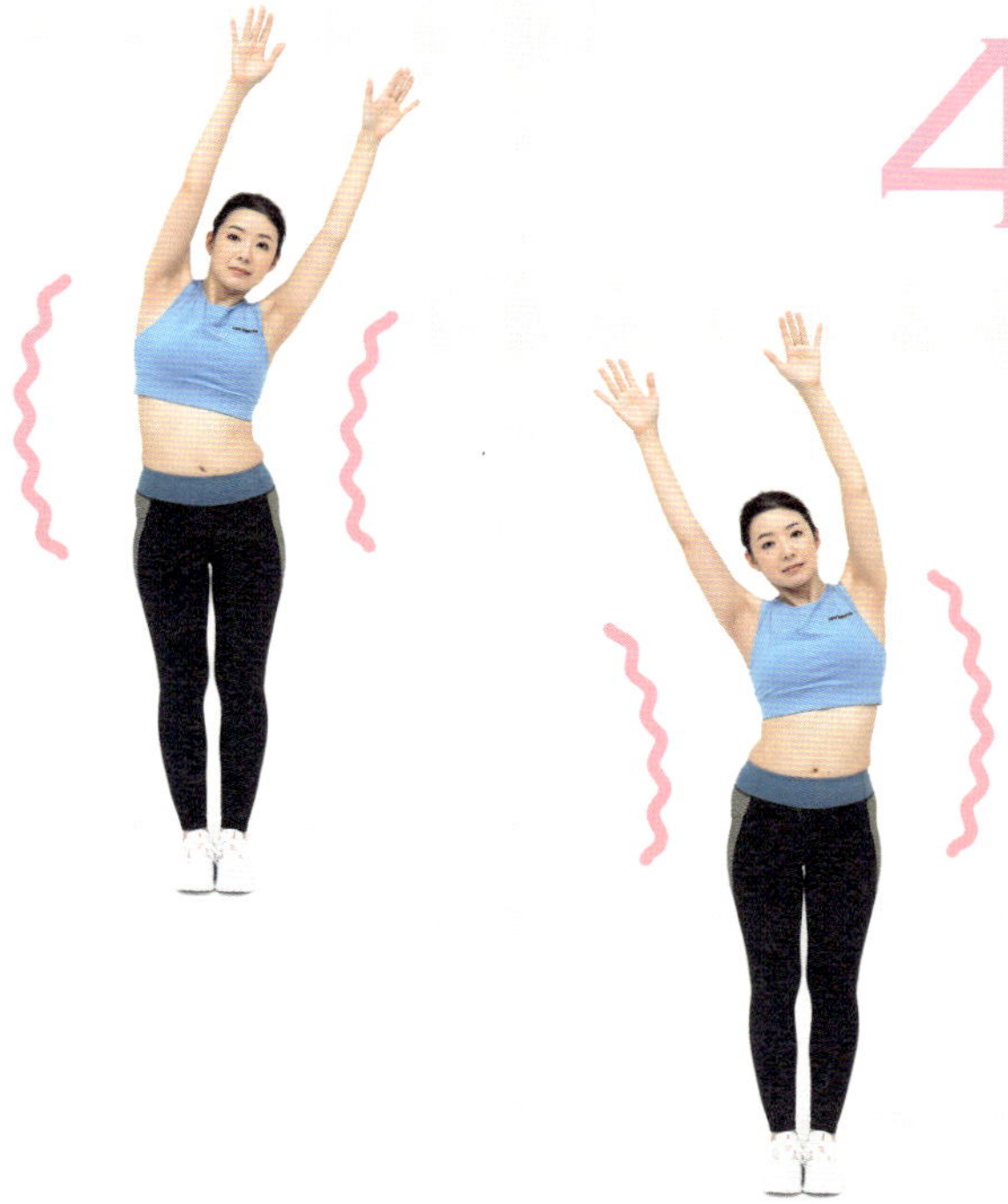

4 上半身の揺れを骨盤に伝える

骨盤の動きがつかめてきたら、手の幅を狭めてテンポよくフリフリと20秒間揺れる。上半身の揺れが骨盤に伝わってゆるんでいくのを感じて。骨盤が左右同じように動いたらOK！

おすすめレシピ

FOOD

鶏むね肉の葱巻き

鶏むね肉には疲労回復をサポートする成分が含まれています。風邪予防に効く葱と合わせるのがおすすめ。

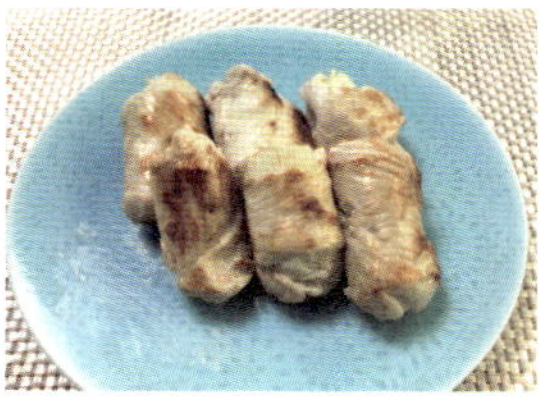

ENERGY UP 02 EXERCISE

骨盤の緊張をゆるませる

骨盤クルクル

回旋運動で、骨盤の疲れや緊張をゆるませます。上半身と下半身の動きに合わせて骨盤が動くことで、血行が良くなり、ダイエット効果も期待できるエクササイズです。

回数 20回

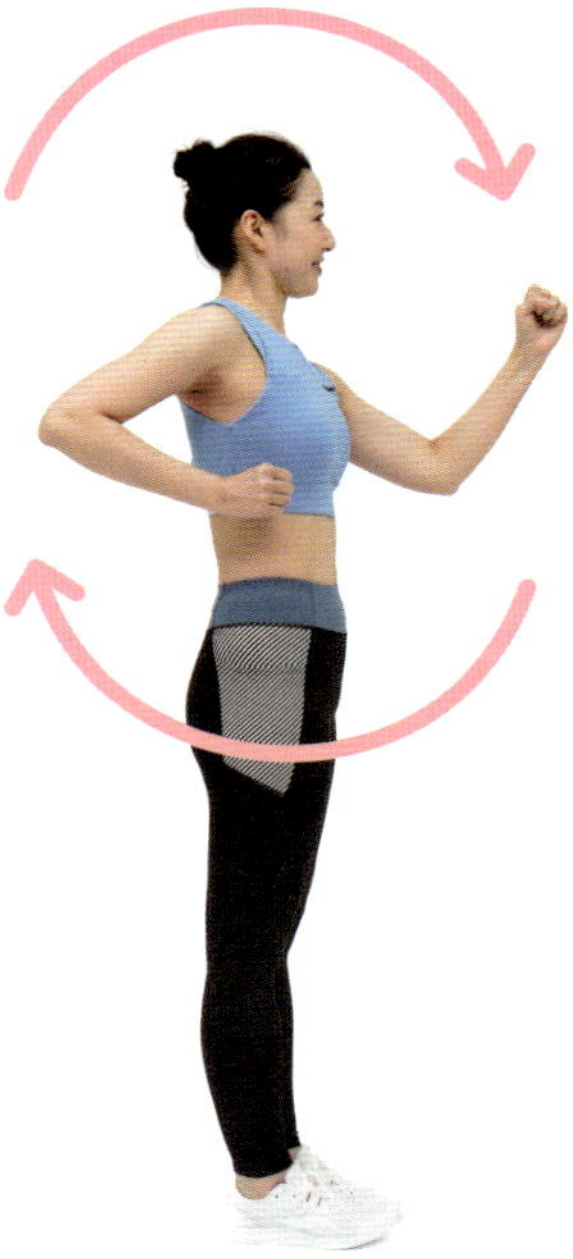

1 車輪のように腕を回す

両腕を車輪のように大きくクルクルと動かす。後ろに回す時は肘を大きく引いて。

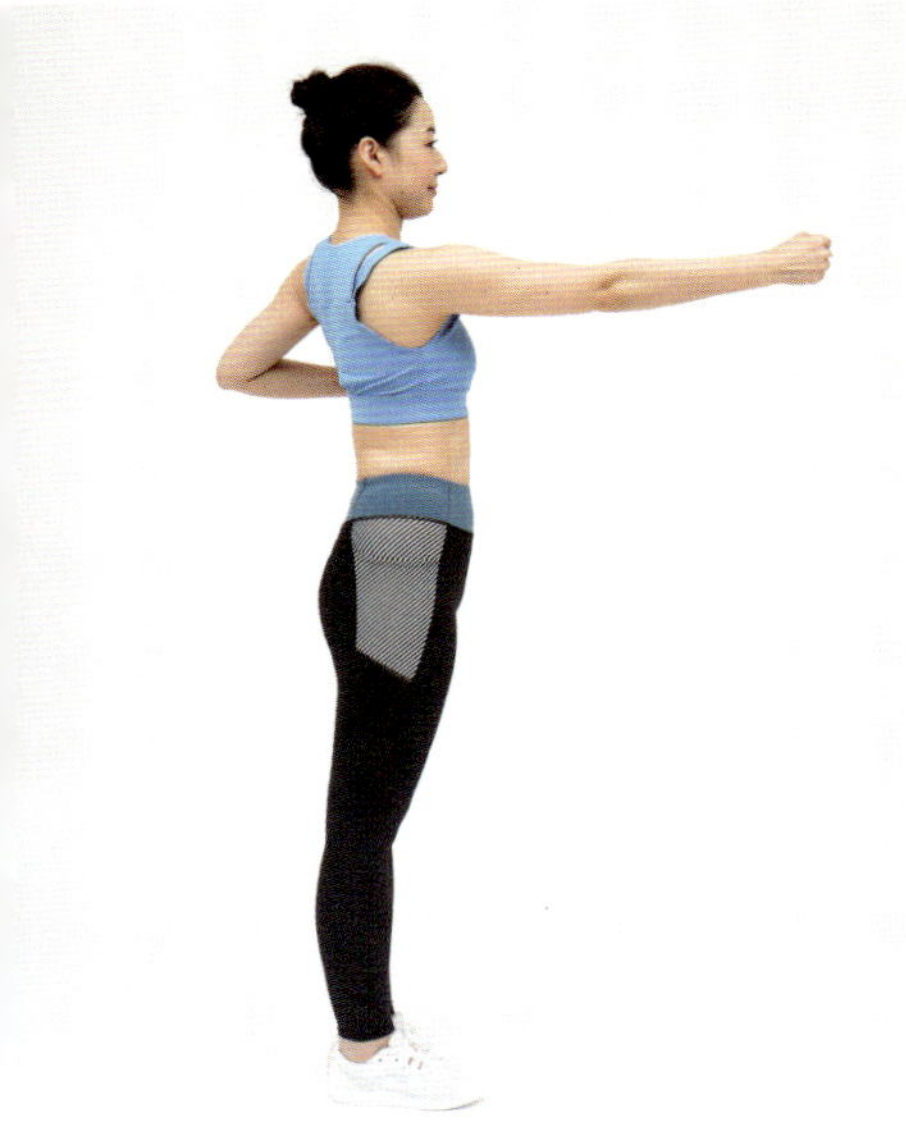

2 前にしっかり伸ばして

腕を前に出す時はしっかり伸ばして回す。

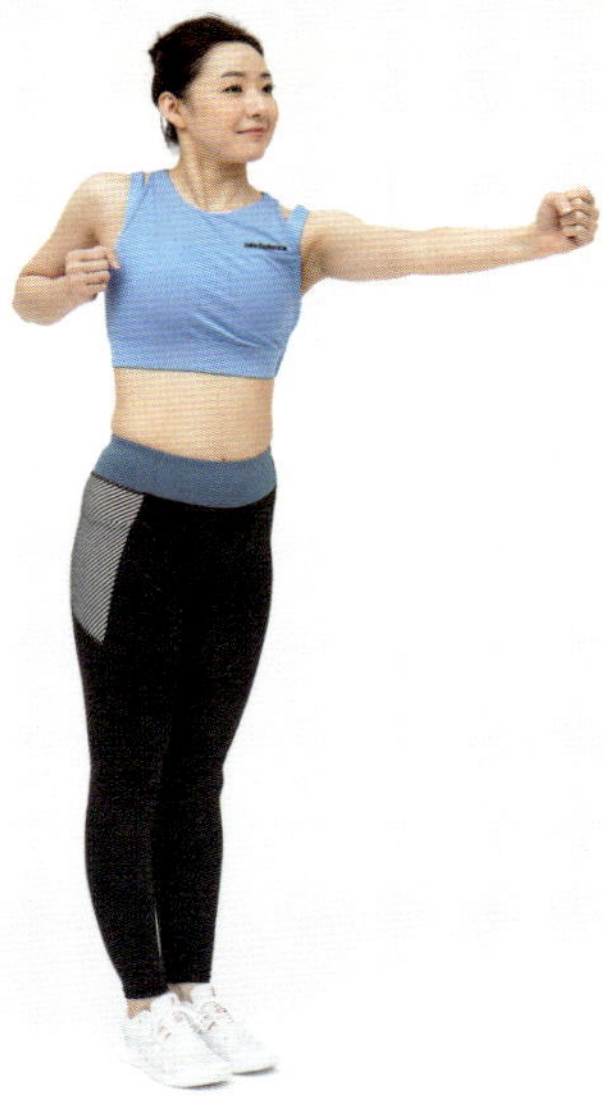

POINT

お腹にぐっと力を入れて上半身が前傾しないように注意して。

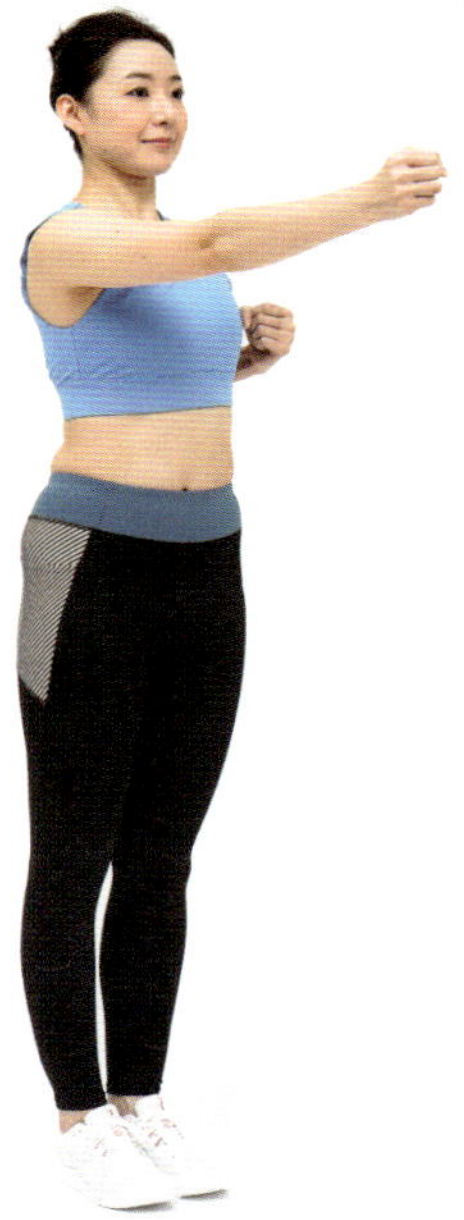

3 骨盤の緊張をほぐす

腕が動くことで骨盤も自然とクルクルと動きだす。

POINT

骨盤の左右どちらかが高くなっていないか注意。骨盤が並行に左右同じように動く意識で。

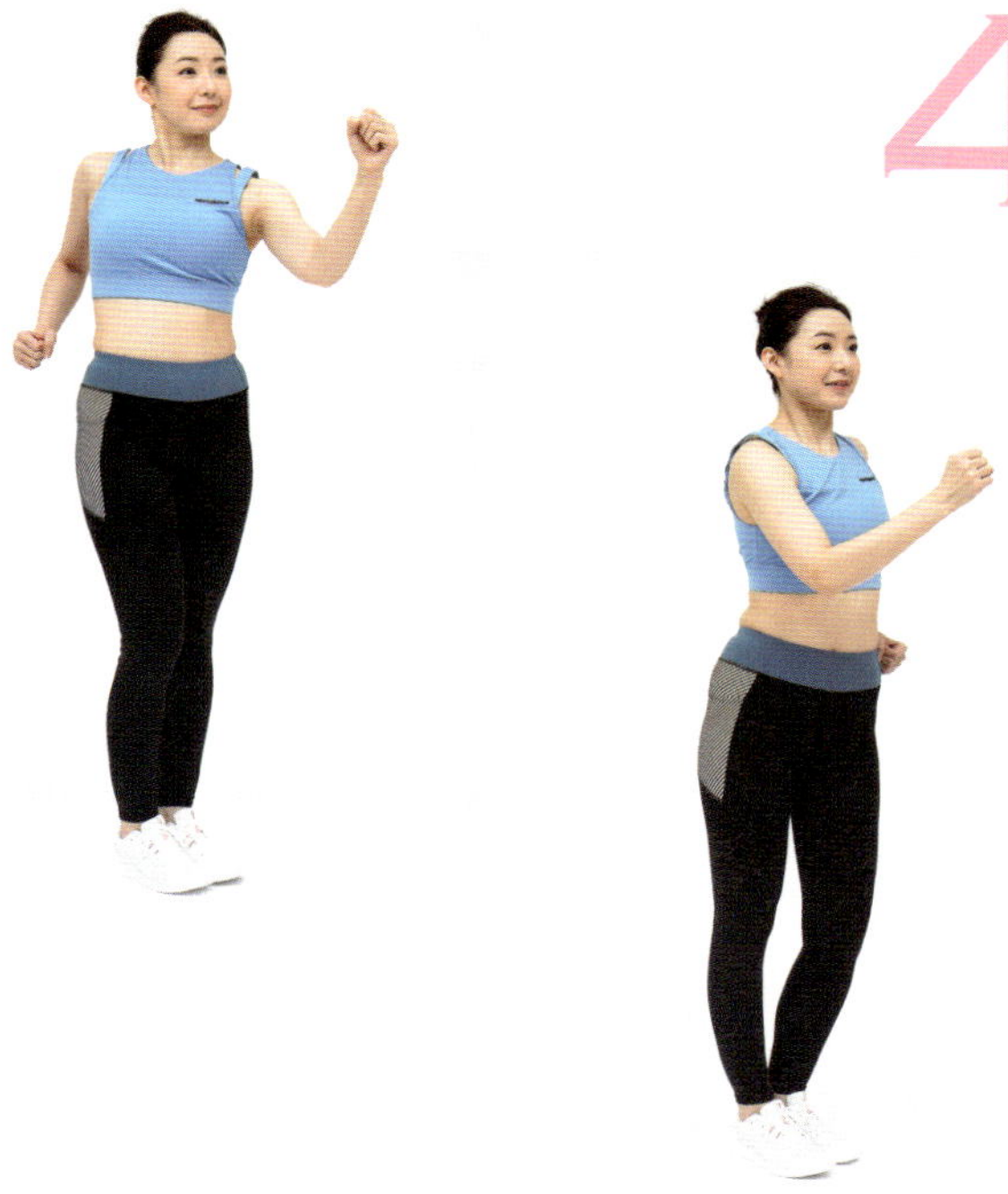

4 その場で走るように動く

手の動きはそのままで足の動きを加える。前に出た手と反対側の膝を曲げ、その場で走っているように動く。

POINT

姿勢は曲がっていませんか。頭をスッと立ててお腹を高い位置に引き上げ、カッコよく！

ENERGY UP FOOD

牛肉の白味噌漬焼き

発酵食品を意識して摂ることで腸を元気にする習慣をつくりましょう。塩分調整のため白味噌をうまく使ってみて。

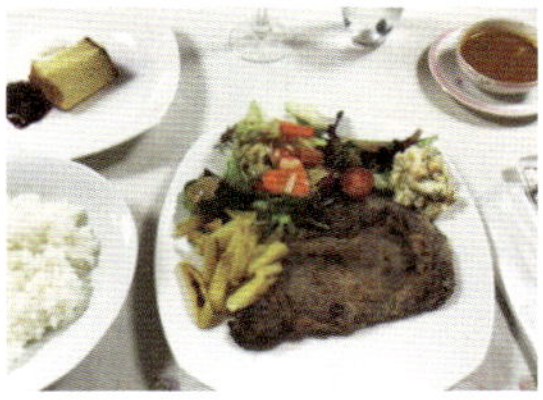

ENERGY UP 03 EXERCISE

上半身と下半身のバランスを調整する 骨盤スリスリ

骨盤の前後運動で、骨盤を形成する仙骨と腸骨をつなぐ「仙腸関節」にアプローチします。地味な動きですが、仙腸関節を閉じたり開けたりすることで体のバランスを整えます。

回数 20回

1

内股をストレッチ

まずは仙腸関節を閉じる内股の動きから。つま先が45度内側に向くくらいの内股に。背筋を伸ばし、両腕は肩甲骨から上げるイメージでバンザイの姿勢をとる。

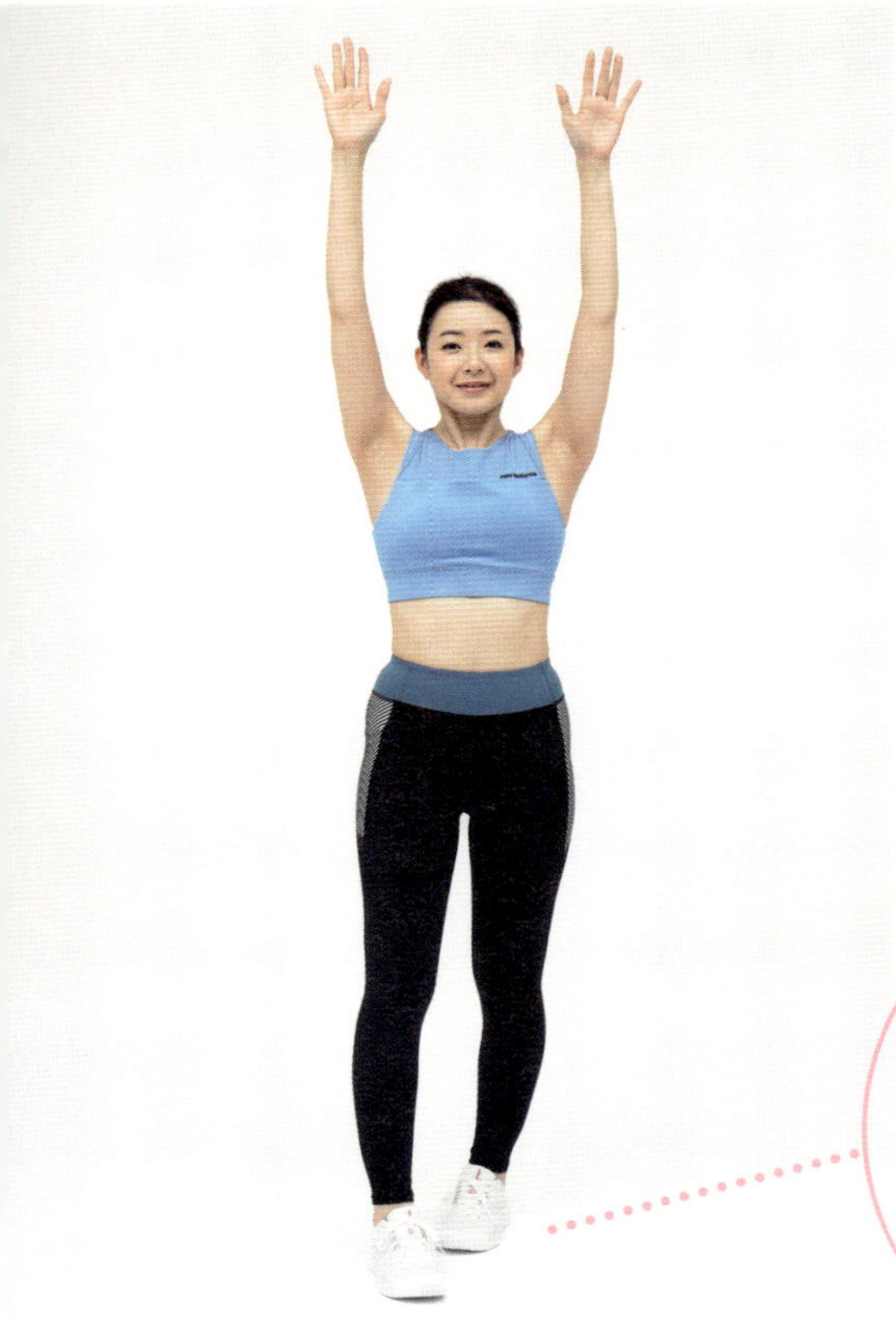

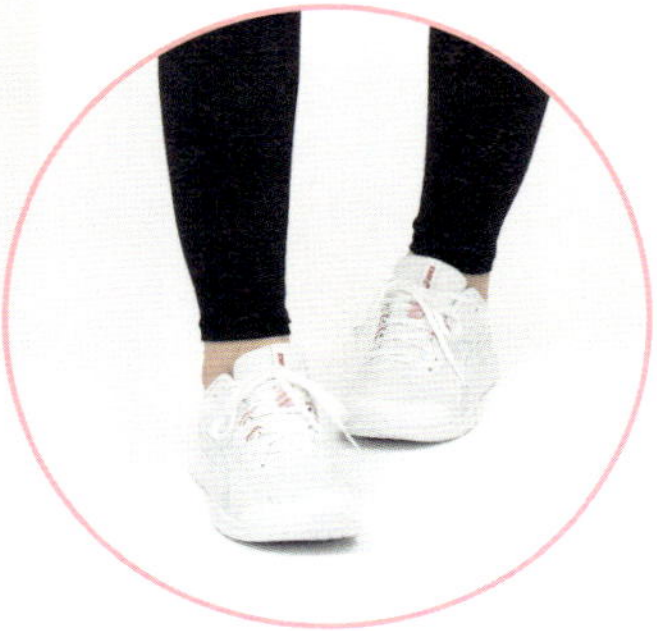

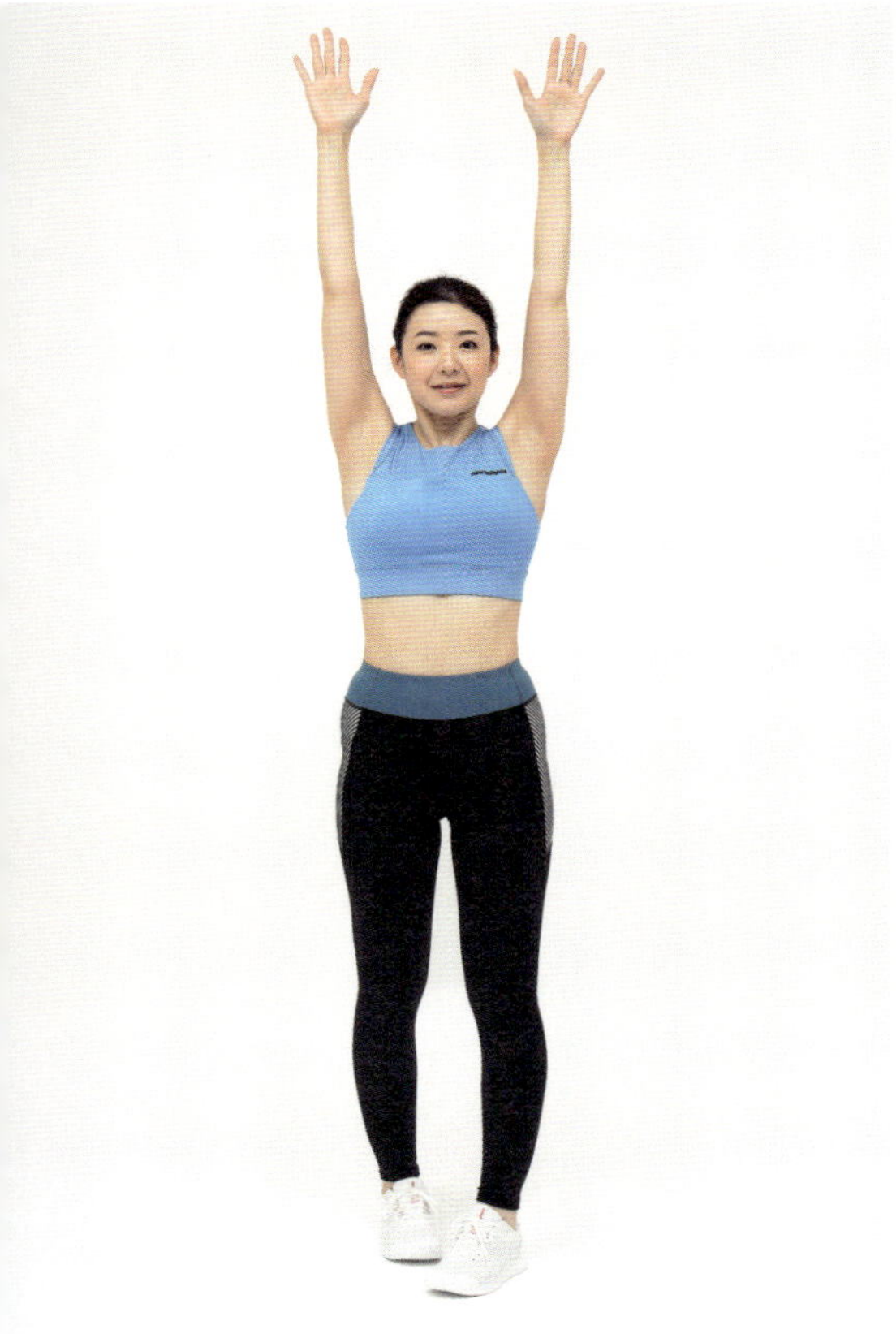

2

すり足で前後に歩く

そのまま姿勢を崩さず、すり足で前に4歩進み、後ろに4歩下がる。

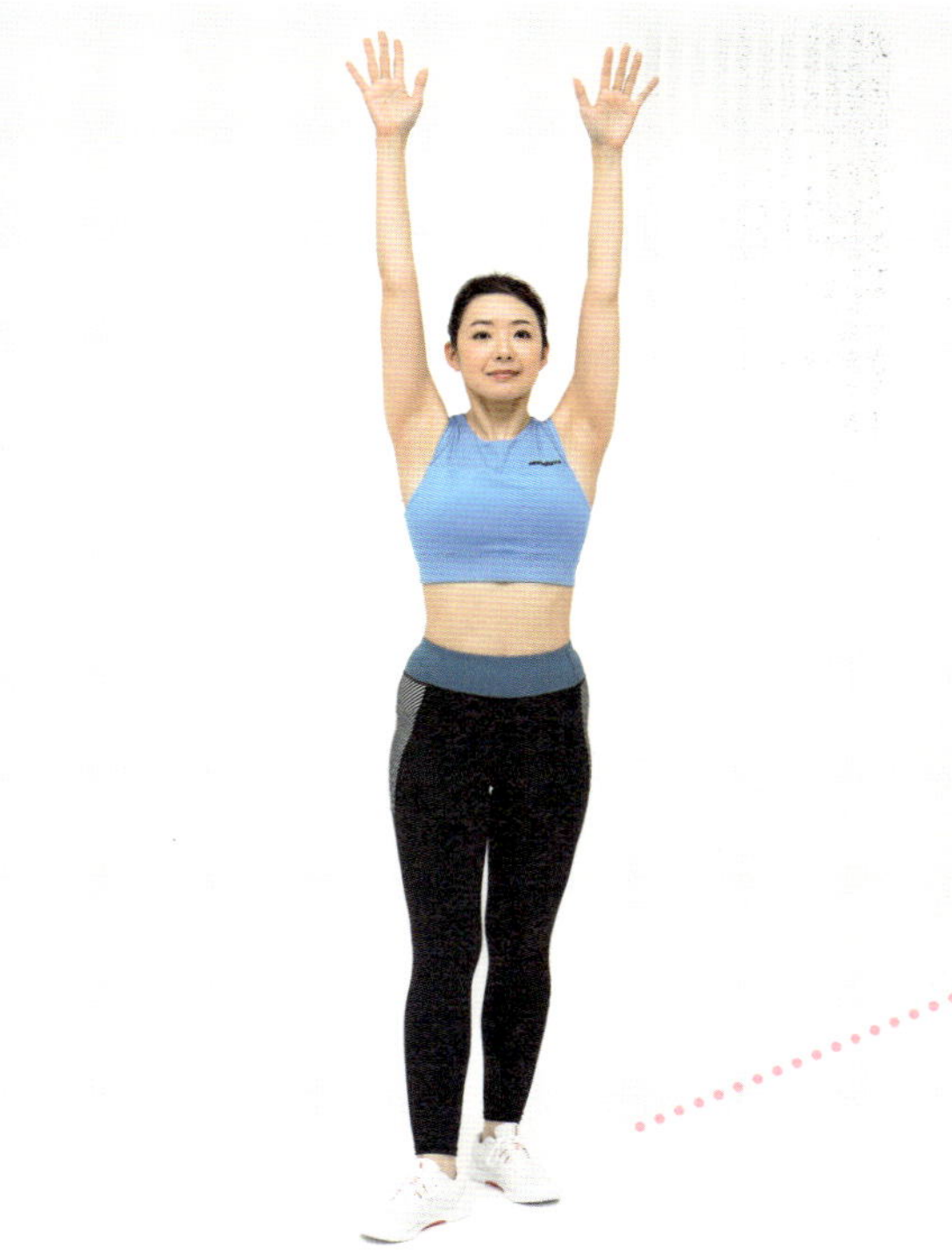

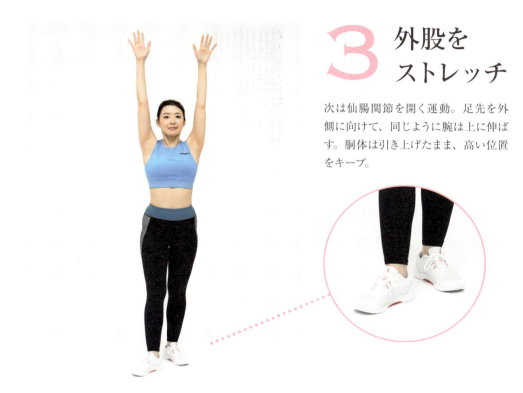

3 外股をストレッチ

次は仙腸関節を開く運動。足先を外側に向けて、同じように腕は上に伸ばす。胴体は引き上げたまま、高い位置をキープ。

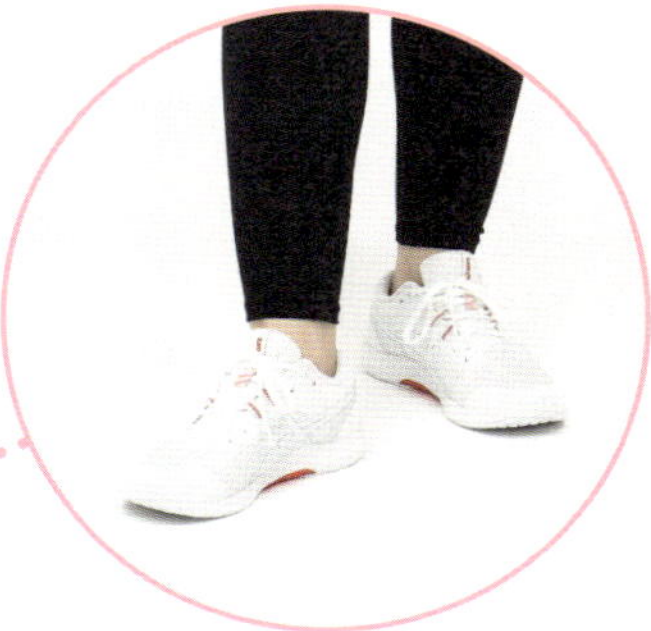

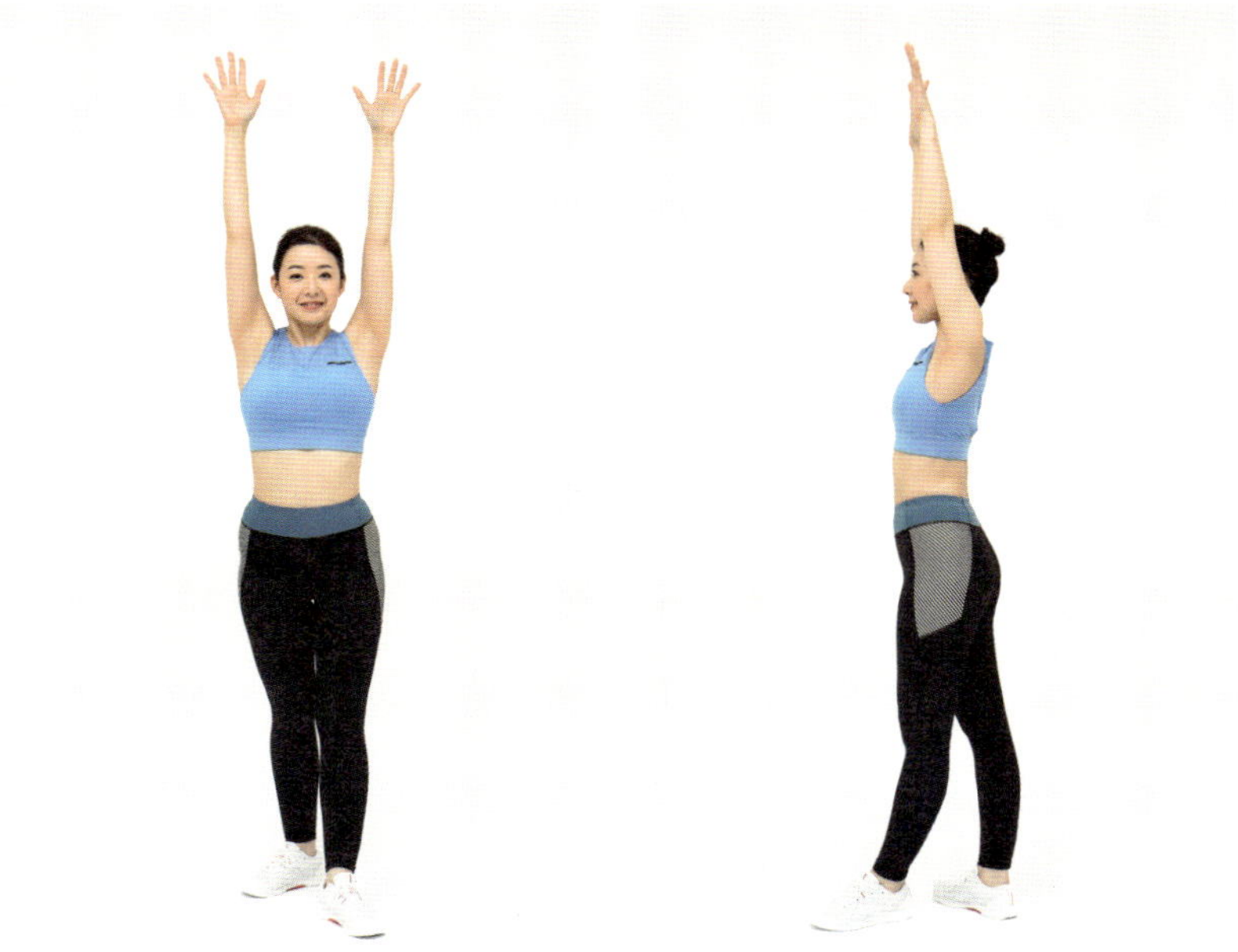

4 足を浮かせず床をこするように前後

足は外向きのまま、すり足で前に4歩進み、後ろに4歩下がる。呼吸は止めず自然に続けて。

ENERGY UP FOOD

オートミール焼き

低糖質のオートミールに豆乳、ナッツ、バナナ、ドライフルーツを加えて焼くだけ。ヘルシーなのに一切れで十分満足感があります。

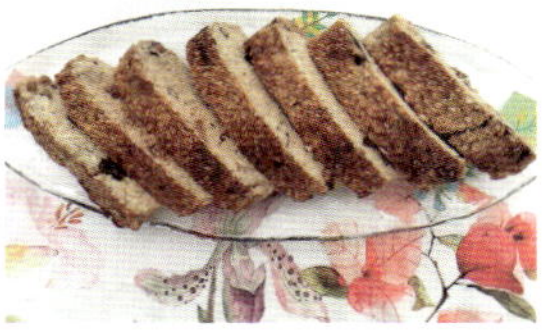

ENERGY UP EXERCISE

04

体に溜まった圧を抜く

骨盤ブルブル

骨盤とつながる背骨において椎体の間でクッション機能を果たしている「椎間板」には、重力などの圧がかかっています。この圧を抜いてあげることで、骨盤のズレを調整しましょう。

回数 4回

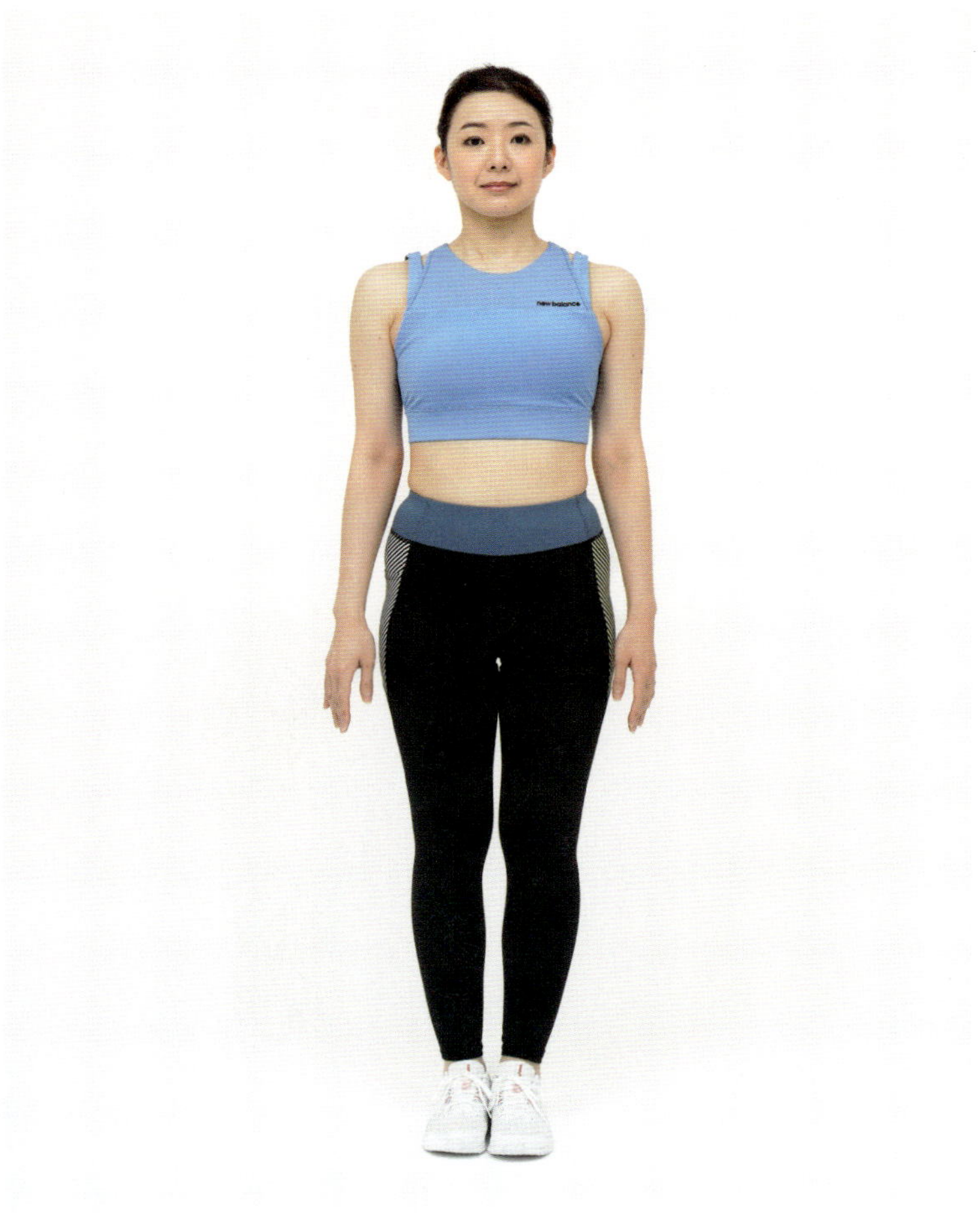

1 全身の力を抜いて立つ

つま先をそろえてまっすぐ立ち、
全身の力を抜く。

POINT

顔や肩に力は入っていませんか。頭のてっぺんから足の先まで全身の力を抜いてみて。

2 上下にブルブルと揺れる

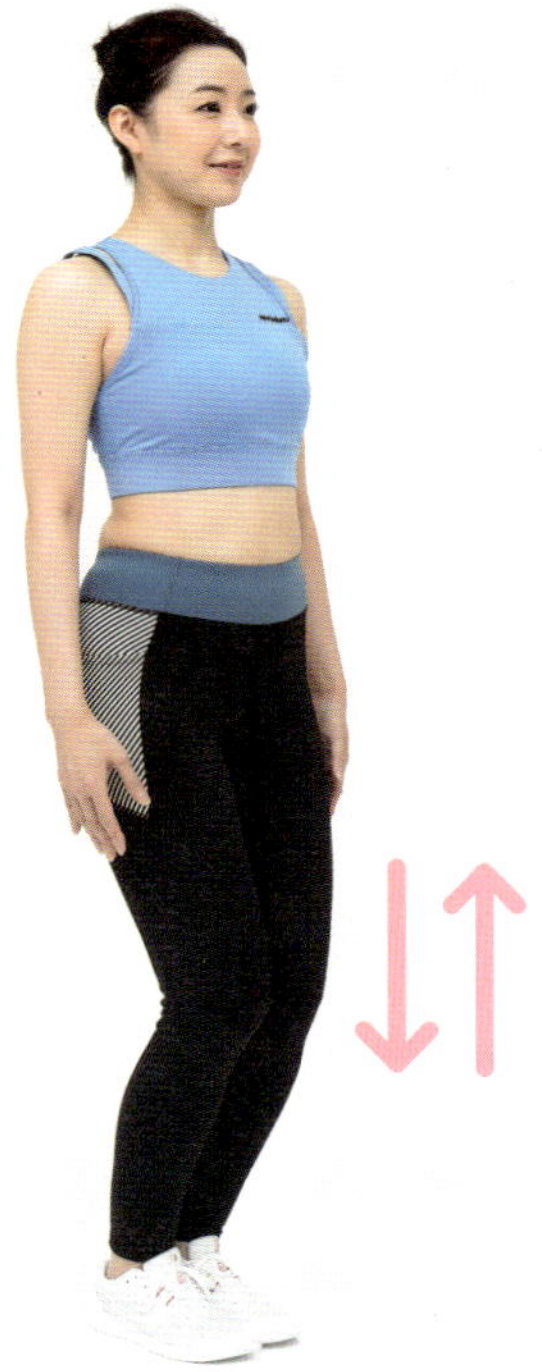

膝を曲げたり伸ばしたりして上下にブルブルと小刻みに揺れながら、さらに脱力していく。

膝を伸ばす際は完全に伸ばしきらないで、体全体でブルブルという振動を感じる。

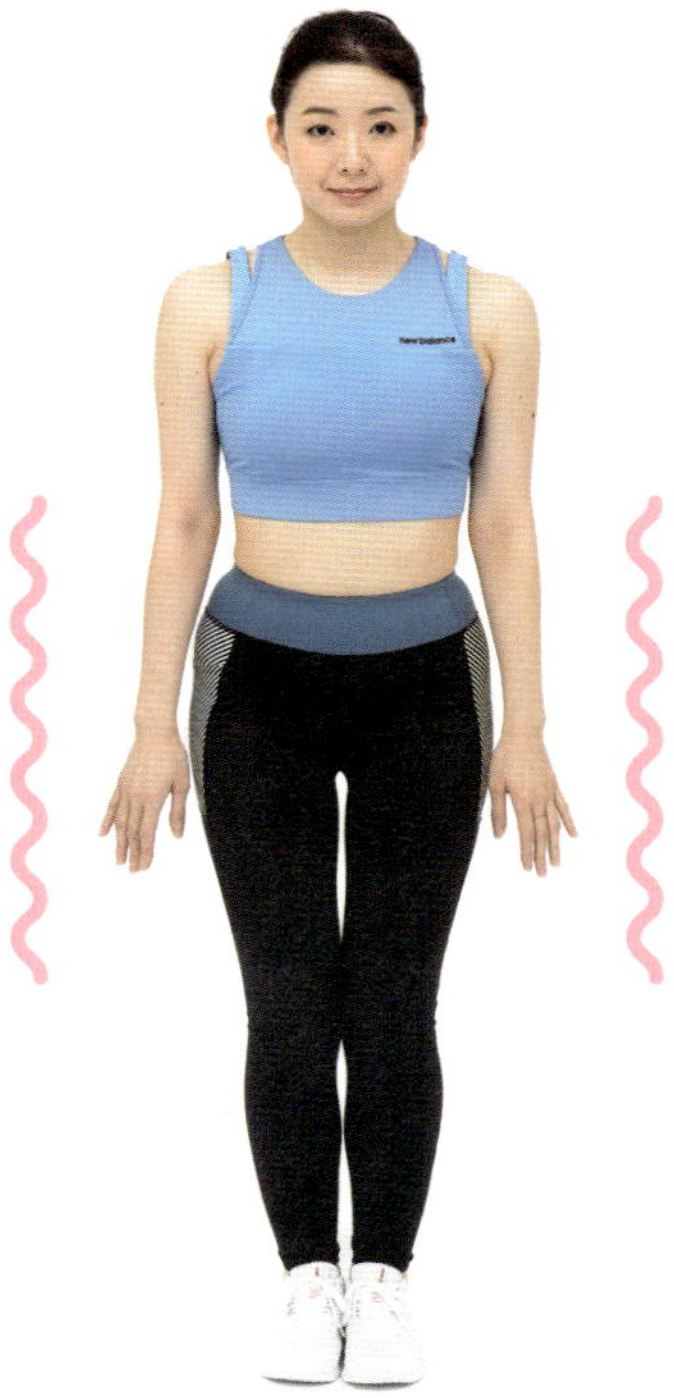

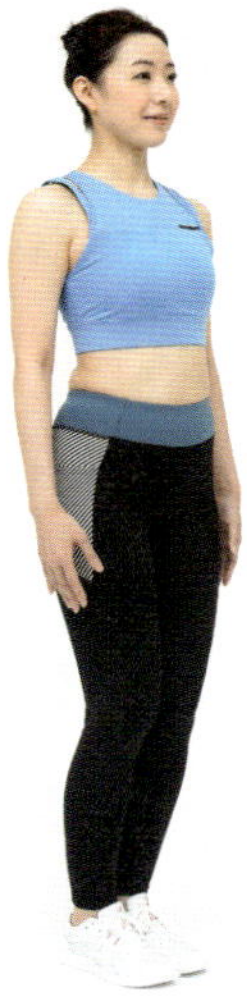

3 まっすぐな姿勢を保つ意識で

お腹がダルっとしてしまわないように、背骨に意識を向けて。8秒間1セットでやってみて。終わった後、歩いた時に楽に歩ける感覚があればOK！

ENERGY UP FOOD

万能豚汁

栄養素がたくさん摂れる万能スープ。豚肉は体の燃焼によく、野菜は食物繊維がたっぷり。まさに健康長寿のレシピです。

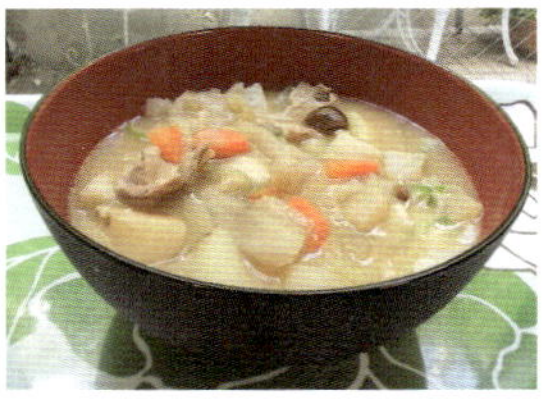

COLUMN 01

やけどからの復活。人間は再生できる

生きることとは、いろいろな経験の積み重ね。それらを乗り越えていく際には、喜怒哀楽がともないます。私の人生にも本当にいろいろなことが起こりました。そのうちのひとつが、顔中に負ったやけどです。

10数年ほど前、キッチンで殺虫剤を使用した時に消したと思っていた種火にガスが引火してしまったのです。一気に火の手が襲ってきて、私は顔全体や首、喉にもやけどを負いました。

すぐに救急車で運ばれ、集中治療室で治療を受けました。皮膚はもちろん、眉毛もまつ毛もなくなるほどのやけどだったのです。私の人生はもう終わってしまうのだろうかと、今まで経験したことのない感情に襲われました。とにかく冷やして冷やして、お医者さまに言われた通り顔中に氷を当て続けました。

少し落ち着きを取り戻すと、「こんなことで人生終わりたくない！　絶対に復活したい！」そんな想いがふつふつと湧き上がってきて、自分で何かできることはないだろうかと考えはじめました。

まずは、今の最悪な状態の自分を記録しておこうと、携帯電話で自分の顔を撮りました。そこから毎日記録写真を撮って、自分の回復を視覚で感じながら前向きに考えるようにしたのです。

すると、担当してくださった看護師さんが、こそっとアドバイスをくださいました。「本当は、こまめに洗顔したほうがいいんですよ」と。このアドバイスをヒントに私は早めに退院させてもらい、肌にやさしい無添加石けんで1日10回も洗顔し、自分が信用している高品質のオイルを塗りはじめました。１週間、２週間、３週間と経ち、トータルで皮膚が３回は生え変わったでしょうか。文字通り「再生」です。こうして、ほとんど傷がわからないまでになりました。未だにこの話をすると「どこに傷跡があるの？」と驚かれるどころか、肌を褒められることが増えたくらいです。お医者さまからは「あなたの治りたいという気持ちが回復を早めたんですね」と、勇気の出る言葉をいただきました。

私はこの経験を通して、人体の回復機能の偉大さを知りました。私たちの体はいくつになっても、強い生きる力を持っているのです。その素晴らしさをウォーキングやエクササイズ、食事を通してお伝えするのが、私の使命だと思っています。

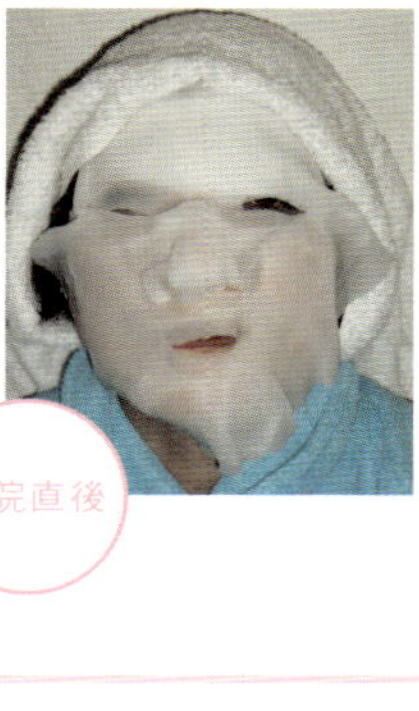
入院直後

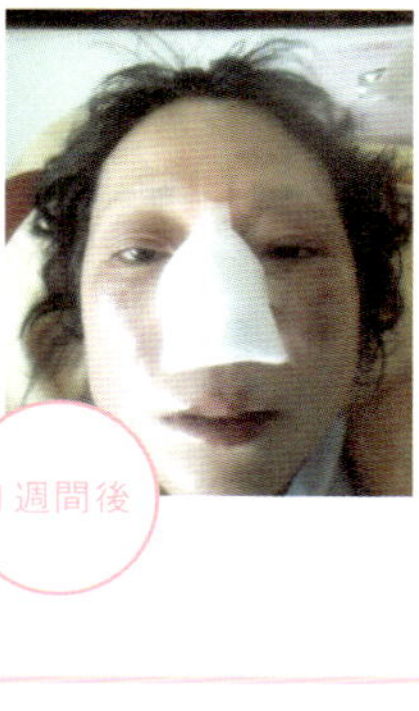
1週間後

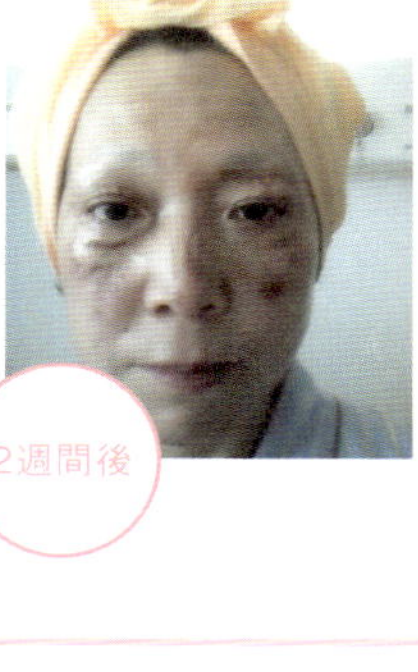
2週間後

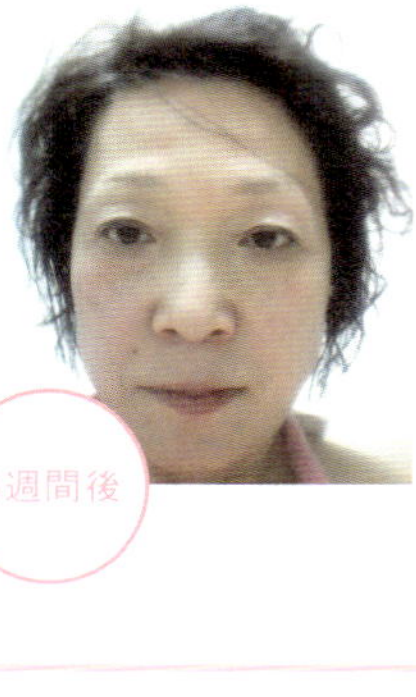
3週間後

第2章 心を整える

長い人生、思いもよらぬ出来事に直面し、心が揺らぐことがあります。選択を迫られる場面では、「これで本当にいいのか？」と悩むことも少なくありません。気付けば小さなストレスの積み重ねで、心がどよーんと重くなっていませんか。そんな時こそ、体にアプローチをしてみてください。なぜなら、心は肉体に宿るものだから。

例えば、姿勢が悪いと足腰に負担がかかるだけでなく、内臓が圧迫されることにもつながります。その結果、血流が悪くなり、疲れやすくなったり、気分が沈みやすくなったりするのです。こうした不快感が続くと、気持ちを前向きに保つことも難しくなってくるでしょう。

逆に、朝起きた瞬間から体が軽く頭もスッキリしていれば、それだけで一日の幸福度は増すはずです。

体と心は表裏一体の関係にあります。今、あれこれと悩みを抱えて心のバランスが崩れそうになっている方こそ、体のバランスを整えることでストレス耐性のある心をつくっていきましょう。

心はネガティブにもポジティブにも揺れ動くものです。どちらも人間にとって必要なものではありますが、その比重がネガティブに傾きつづけてしまうのは避けたいですね。強いストレスは病気の原因にもなりかねません。怒りや苦しみなどのストレスを溜め込みつづけることが病気の一因だと私は思います。かといって、人間は弱い生き物ですから、自分ではなかなか切り替えることができません。

そんな時、ちょっとしたエクササイズの動きで本来の自分を取り戻すことができたら。ほんの少しの意識で囚われている心を解放することができたら。あれこれと悩む時間が減り、より人生を明るい方向へ開いていけると思いませんか。ポジティブとネガティブのどちらを選ぶかは、すべてあなた次第です。本来望んでいる選択ができるよう、心の切り替え術を取り入れていきましょう。

この章では、自分の体の軸に気付くことで、心の軸をも整えるエクササイズを紹介します。体の中心が定まれば、心のブレも落ち着きを取り戻し、本来の自分に戻ることができます。長い人生の中でたくさんの経験をし、社会の物事が見えているからこそ、大人の私たちは迷いやすいものです。だから、大人こそ自分軸に戻るためのスイッチが必要です。そのきっかけを、ぜひ次のページから紹介するエクササイズを通してつかんでください。

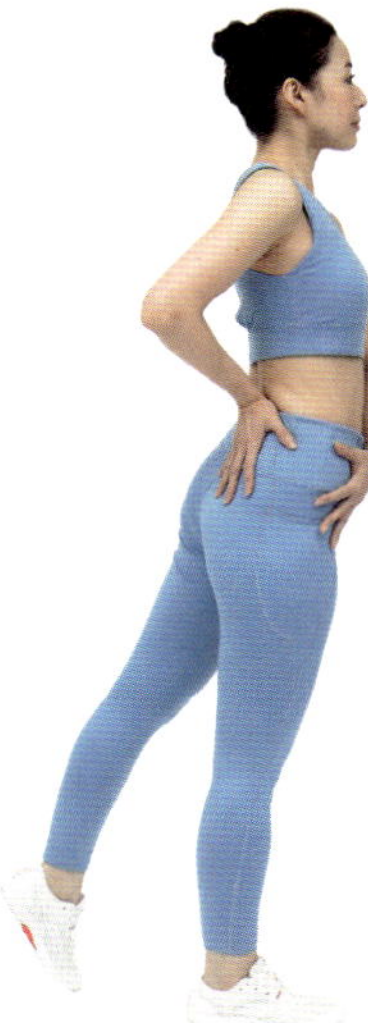

ENERGY UP EXERCISE 05

内股片足肩回し

自分の体の軸を見つける

自分の体の〝軸〟を感じたことはありますか。まずはどこに軸があるのかを確認し、ぶれない体づくりから始めましょう。軸が定まれば、日常の歩き方や立ち座りにも安定感が出てきて、心も落ち着いてきますよ。

回数 4回

1

両足を軽く開く

足は肩幅より少し狭めに開く。

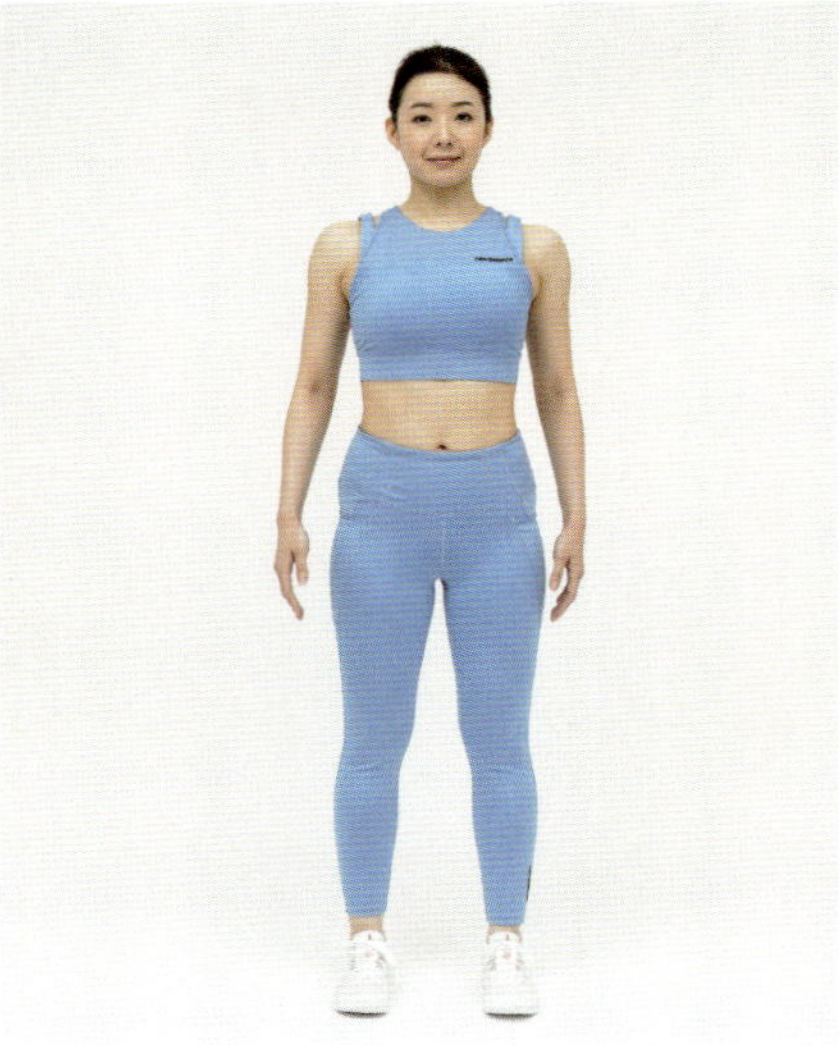

2

内ももから背骨を通る軸を感じる

右足を前に出し、つま先を内向きにする。左足は正面向きのまま。右の内ももに全体重を乗せ、内もも～骨盤～背骨までつながる中心軸を感じる。

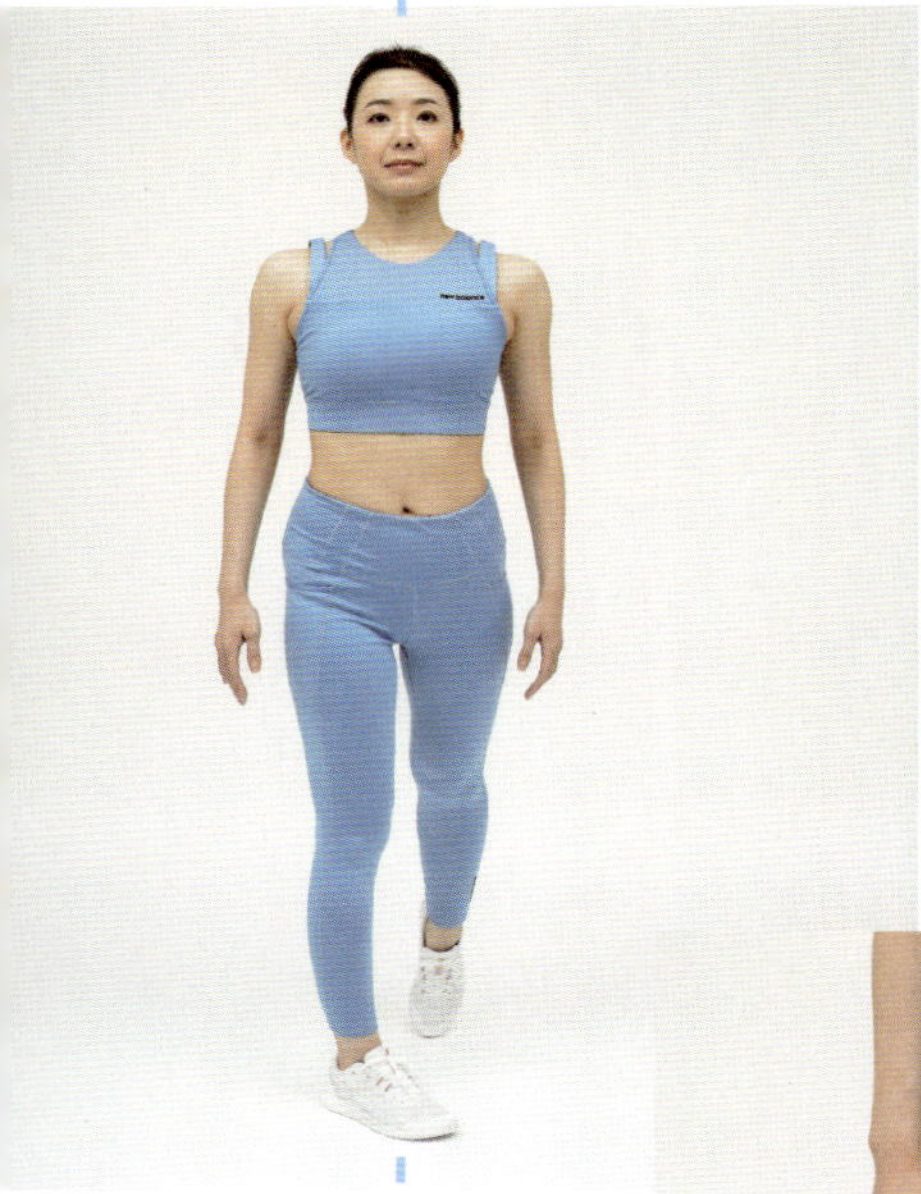

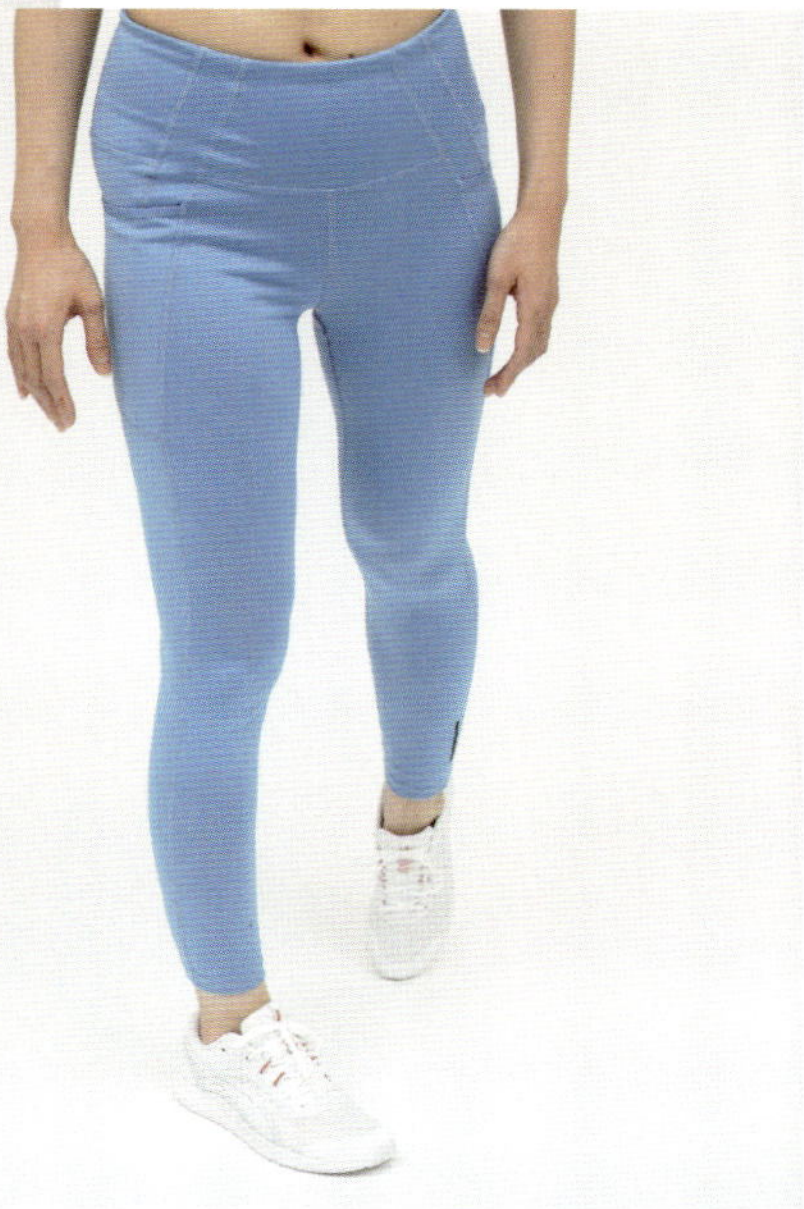

POINT

足の小指で支えるのではなく、内ももに重心を感じる。内ももが張ってきたら効いているサイン。

3 腕を使ってさらに軸を意識

腕を後頭部側にぐるっと回し、肘の力で後ろに開き、脇腹を思いっきり伸ばす。内ももから背骨の軸を意識して。

POINT

肘を引く時にフッと息を吐いてかっこよくポーズを決める。

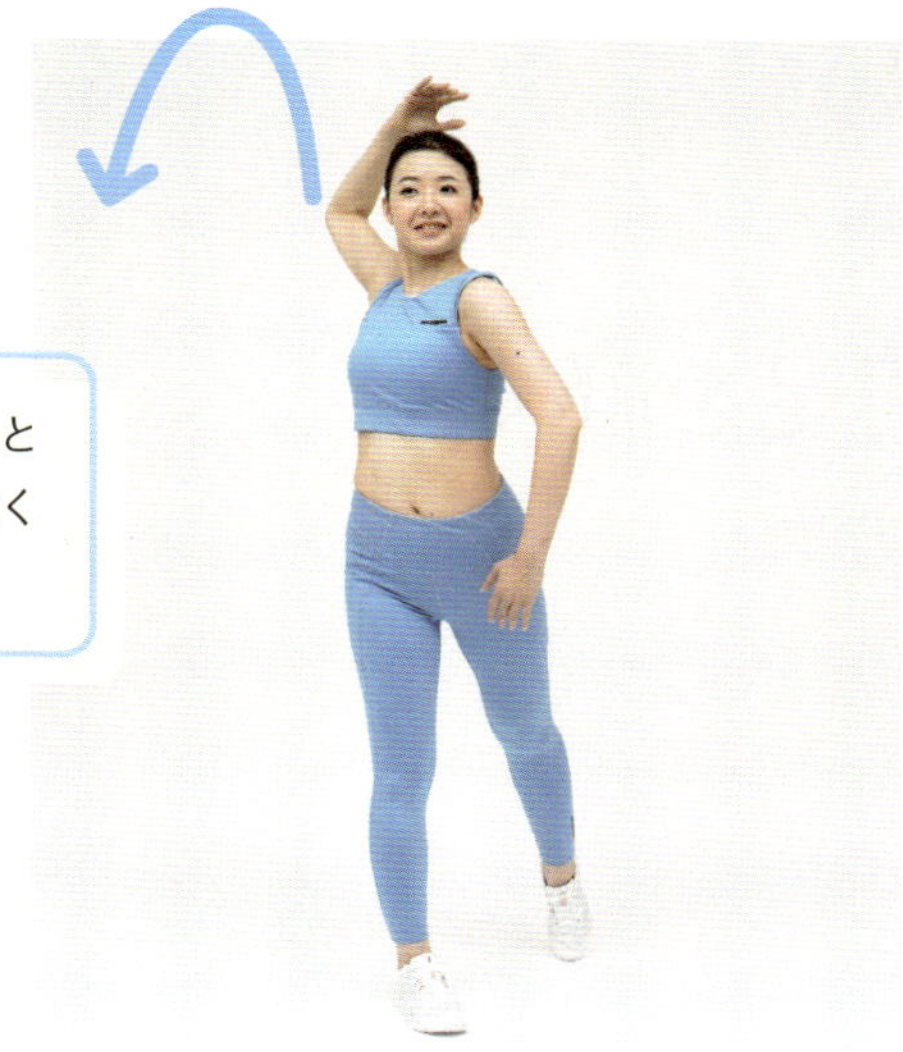

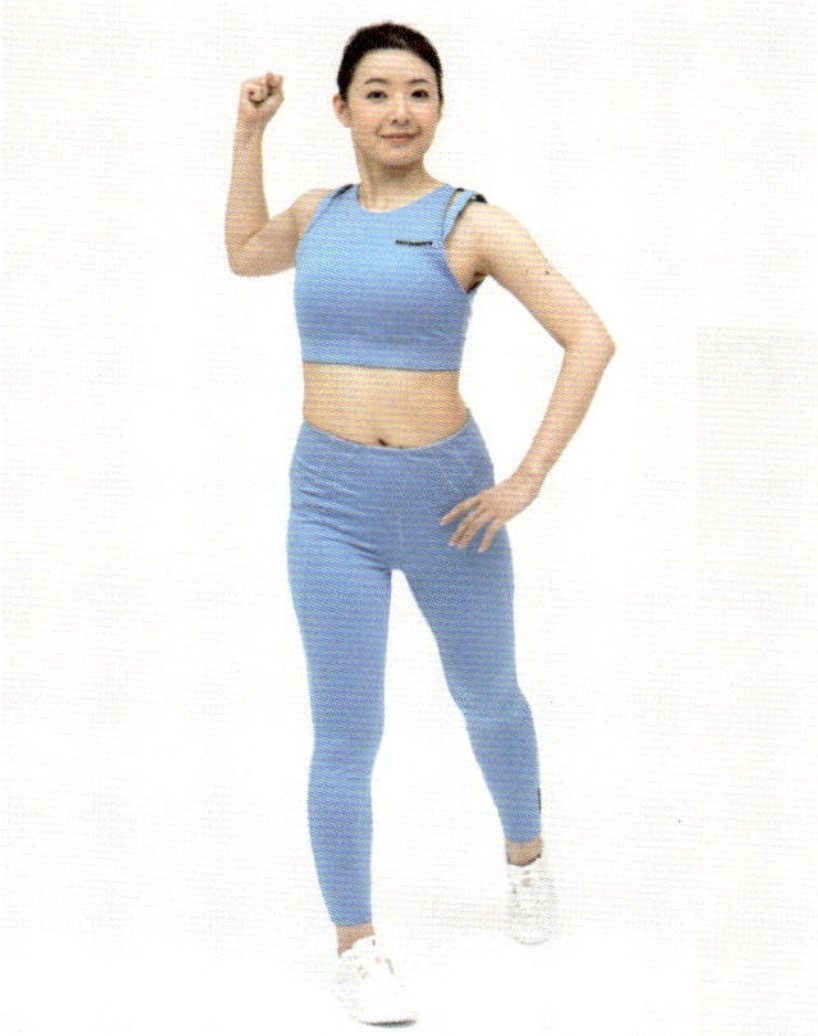

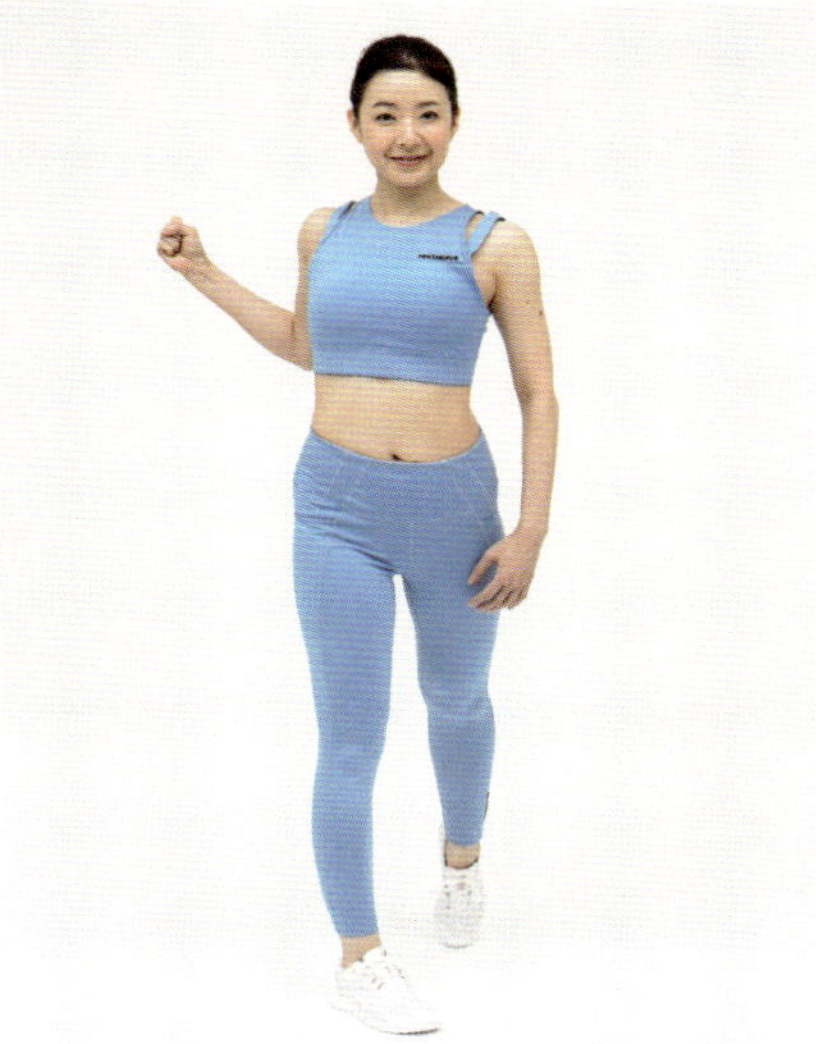

4 腕をしっかり回しておろす

肩甲骨の力でしっかり後ろまで腕を回しながらゆっくりおろす。最後まで軸はしっかりキープして。

5 足を入れ替えて繰り返す

次は左足のつま先を内側にして出し、同じように左内もも～骨盤～背骨の軸を意識しながら腕を回す。

POINT

右足を出したら右内ももに全体重を乗せて軸を感じて、左足を出したら左内ももに全体重を乗せて軸を感じる意識を持つ。左右の足の歩き方に安定感が出てきます。

ENERGY UP FOOD

薬膳ご飯

クコの実、松の実、ナツメなど、美容や健康に嬉しい効能がある薬膳を使った炊き込みご飯。体をいたわる食材としておすすめです。

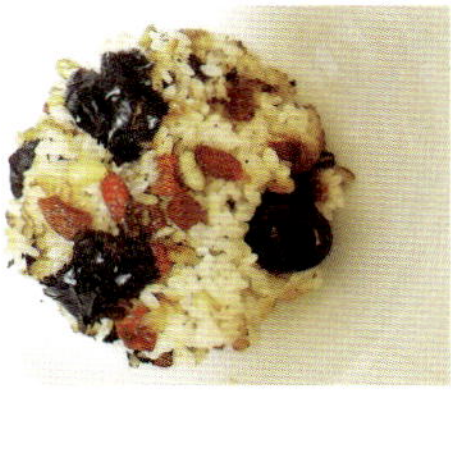

ENERGY UP
06
EXERCISE

モデルの姿勢を手に入れる

シャキッと背骨伸ばし

モデルさんの姿勢づくりにも使うエクササイズ。胸、お尻がキュッと上がってウエストまわりも伸び、すっきりとした印象に。一瞬で若々しさを取り戻せる究極のエクササイズで、気持ちもシャキッと目覚めます。

回数 4回

1 胸を張ってまっすぐ立つ

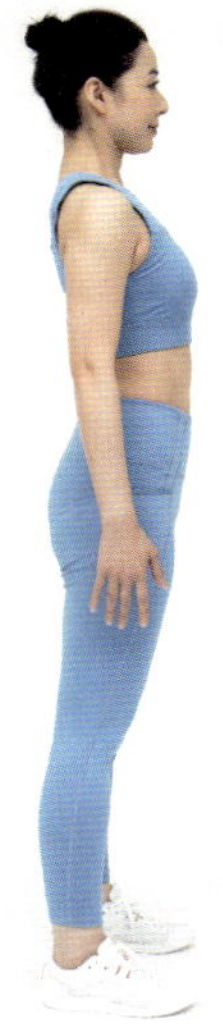

足は肩幅に開き、足裏全体を地面にしっかりとつけ、土踏まずを重心にして立つ。胸を張って。

2 胸を張って胴体を倒す

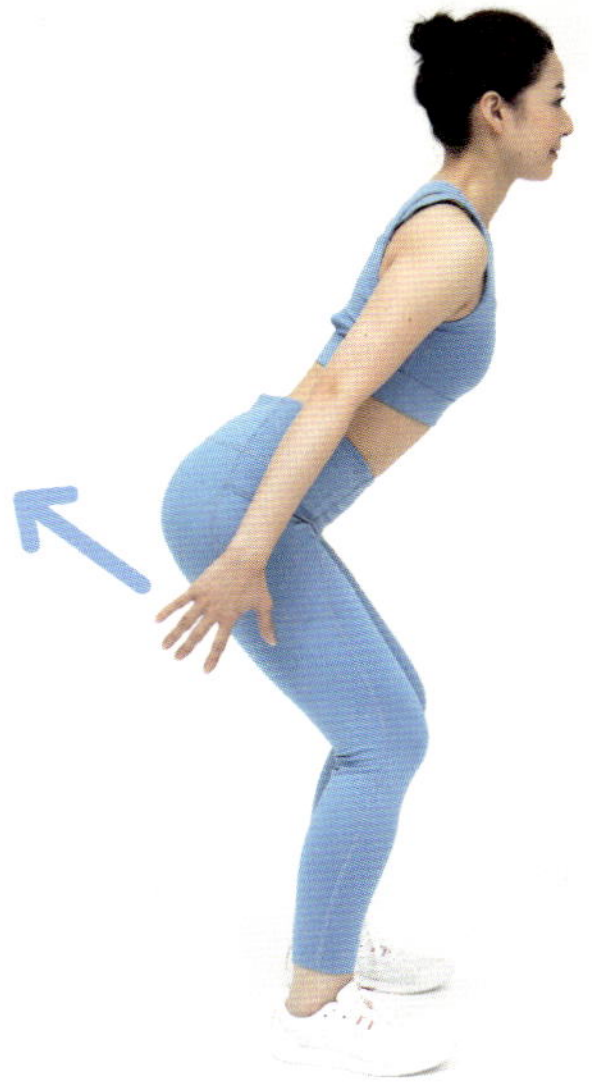

腹筋に力を入れたまま、お尻を突き出しながら胴体を前に倒し、胸は張ったままをキープ。目線を下げないで。

POINT
お尻の穴を斜め上に向けるイメージ。腹筋は最後まで力を抜かないで。

3 肩をすくうように回す

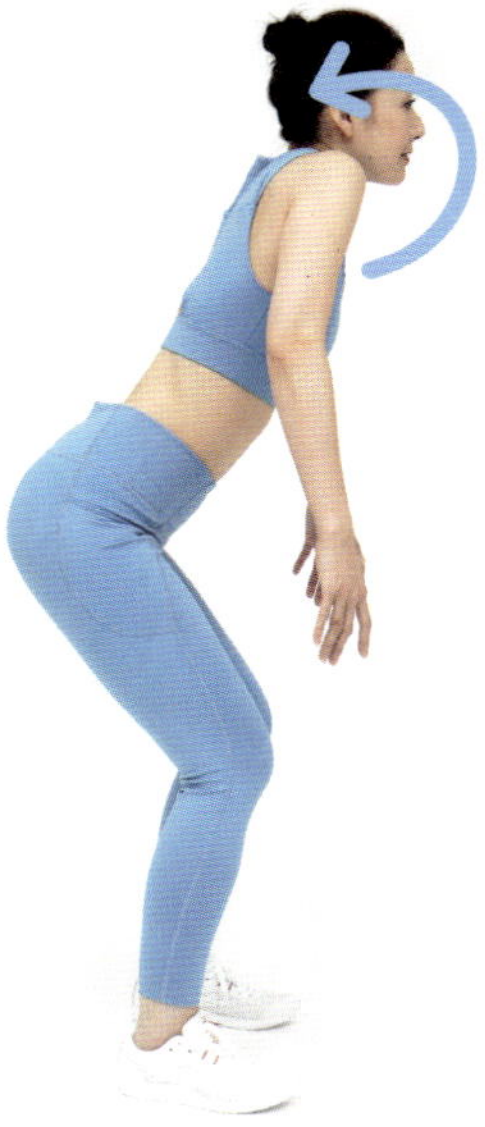

息を吸って、肩から背骨にかけて、すくうように大きく回す。肩が耳下あたりに来たら胴体を徐々に起こす。

POINT
息を吸って、まだお尻は突き出した状態をキープ。

4

胸を大きく開く

肩を後ろに回して胸を開き、縮こまった横隔膜を開く。

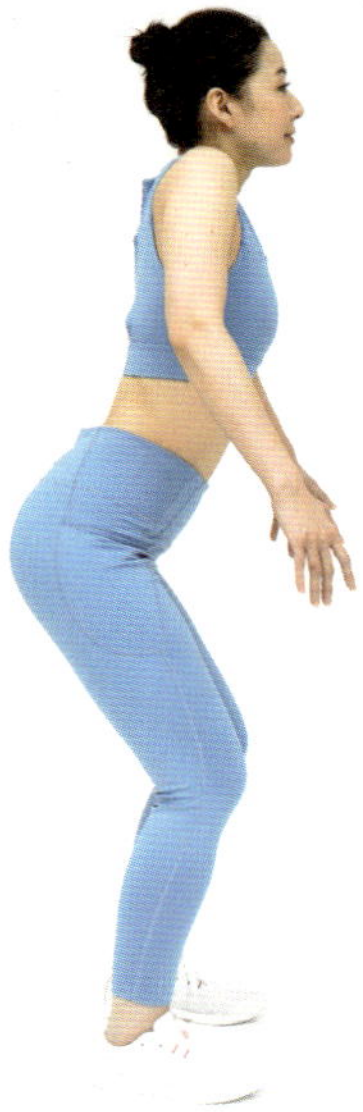

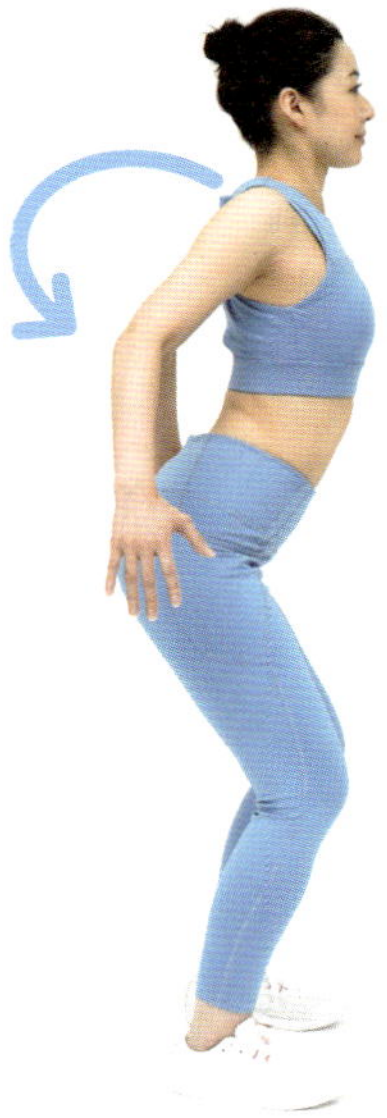

5

肩を背中にしまい込む

後ろに回し切った肩を背中にしまい込む。

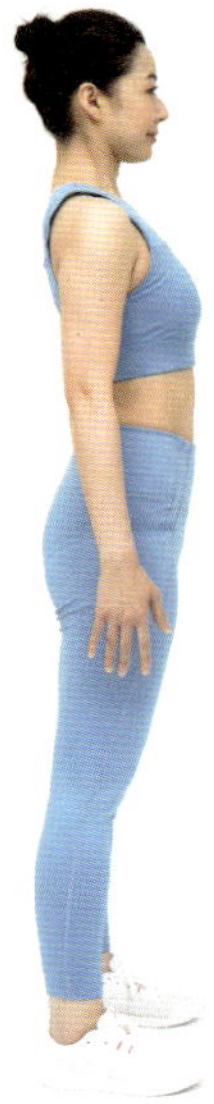

6

正しい姿勢の完成

ゆっくり膝を伸ばして、一番最後に骨盤を起こす。これが正しい姿勢です。余分な力が抜け、腹筋が締まっているのを感じるはず。終わった後にはバストとヒップが上がっていますよ。

ENERGY UP FOOD

オレンジジェレ

オレンジの果汁にゼラチン、または寒天を溶かしたジュレです。フルーツ本来の甘さを生かして砂糖を使わないスイーツを食べましょう。

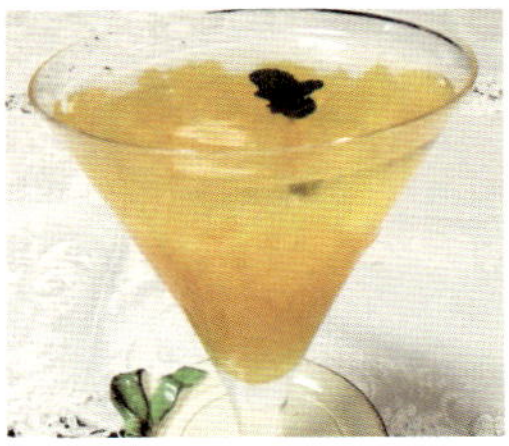

ENERGY UP 07 EXERCISE

大きな筋肉を刺激し代謝アップ

合掌スクワット

スクワットで下半身を強化し、転倒防止の体づくりを。安定した下半身は安心感そのもの。大地を踏みしめ、天とつながるスクワットで足裏の感覚を取り戻し、「私は大丈夫なんだ」と体で表現しましょう。

回数 20回

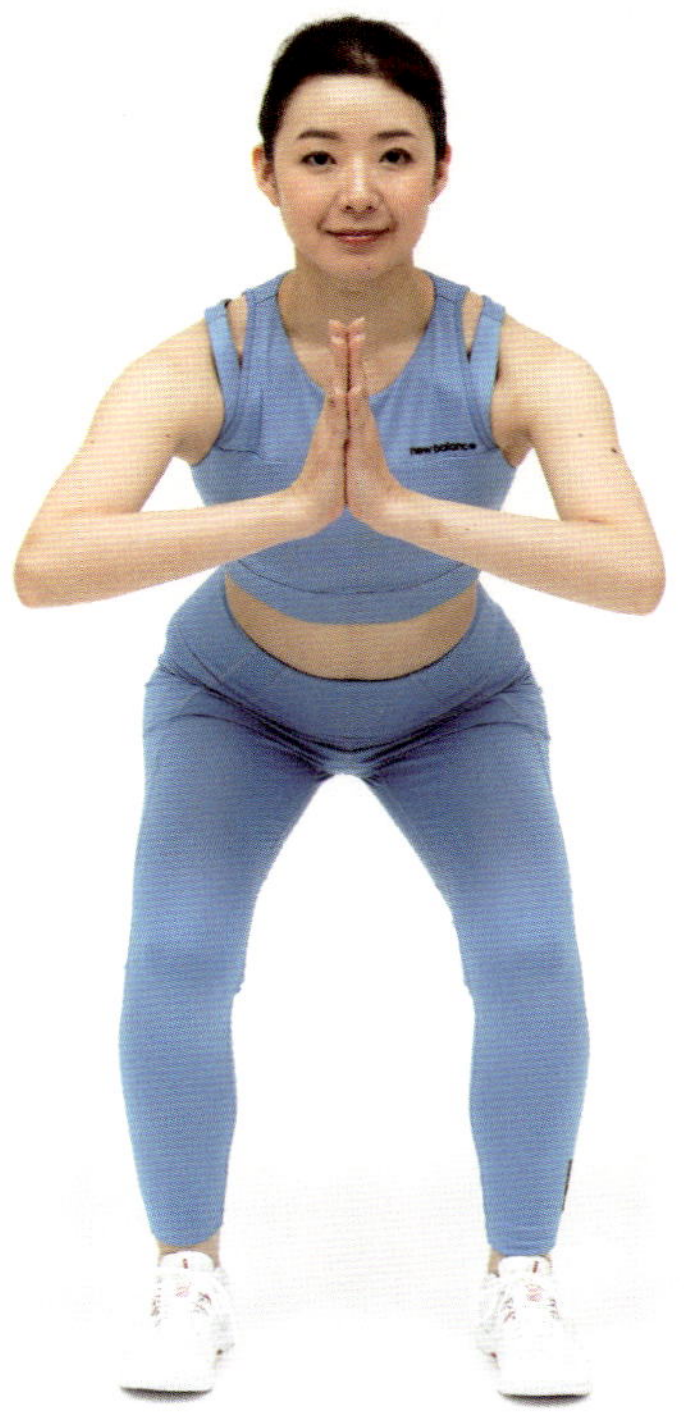

1 膝を曲げて合掌ポーズ

つま先を正面に向けて、足を肩幅に開く。膝を曲げて合掌のポーズを。

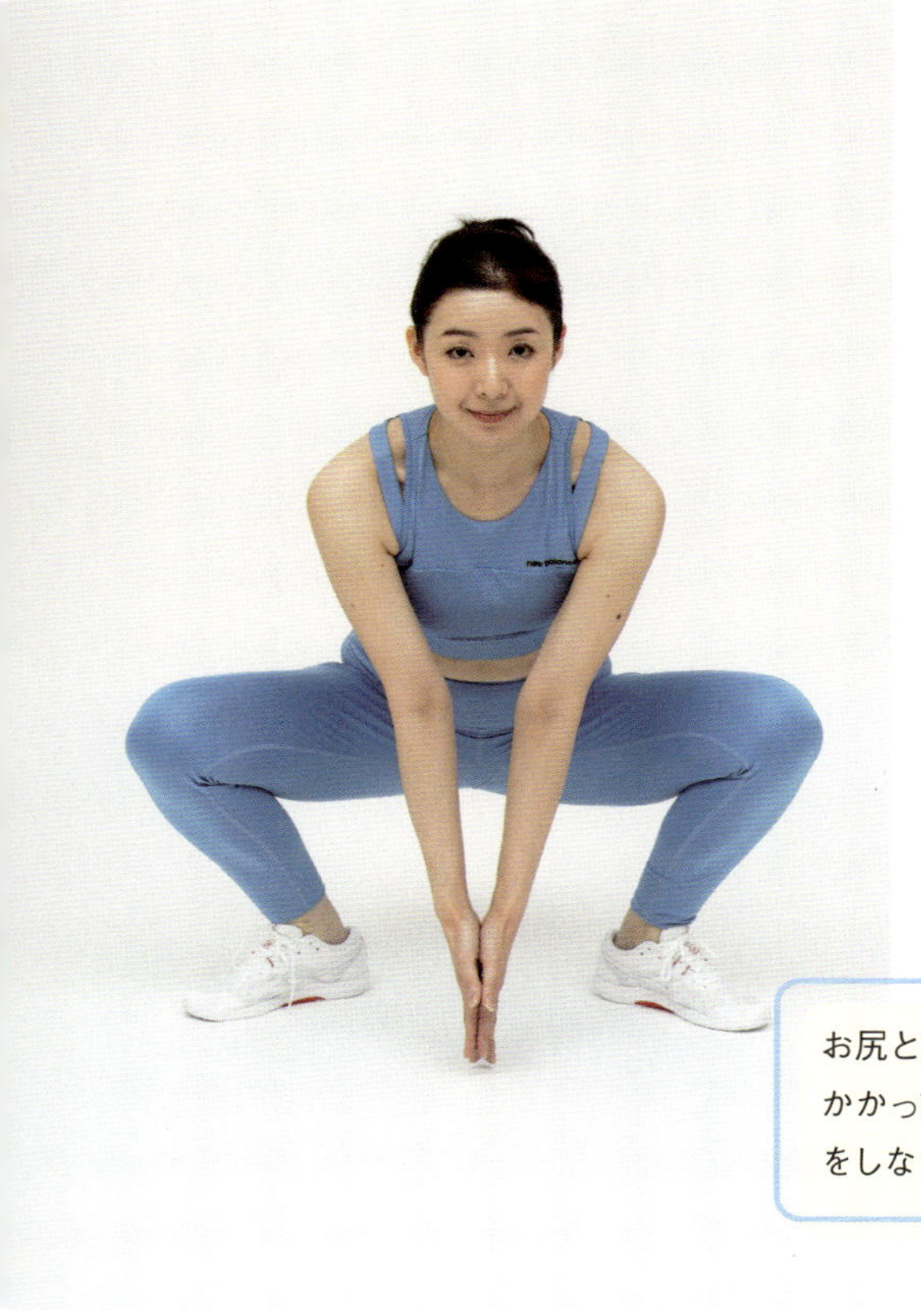

2 低くしゃがんで手を地面に刺す

そのまましゃがみこみ、膝とつま先を外側に開く。合掌した手を地面に刺す。

POINT

お尻と太ももにしっかりと負荷がかかっているのを意識して。無理をしないでできる範囲内でOK

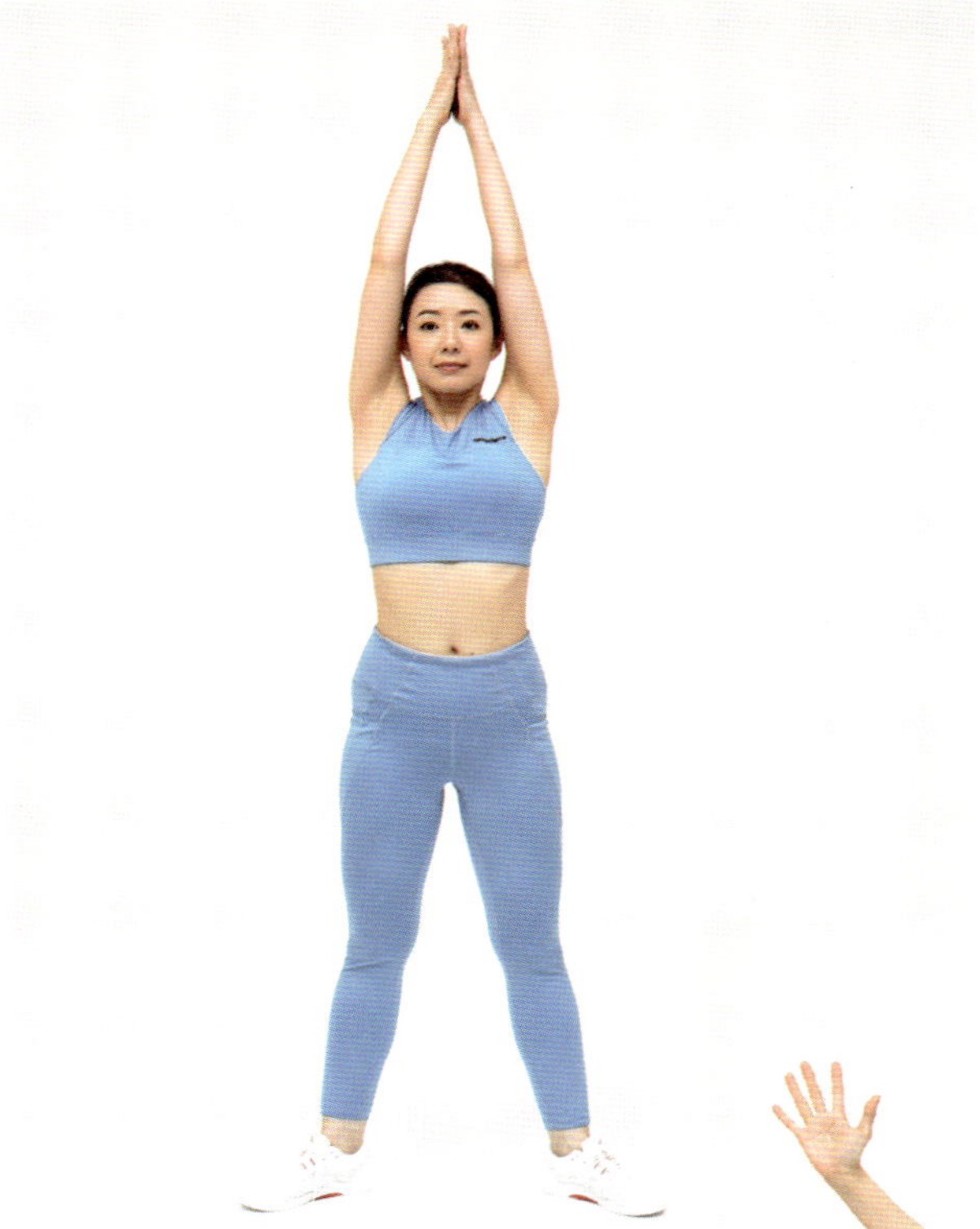

3 全身を伸ばす

ゆっくり立ち上がり、合わせた手を頭上に上げて、脇腹や肩甲骨を最大限に伸ばす。

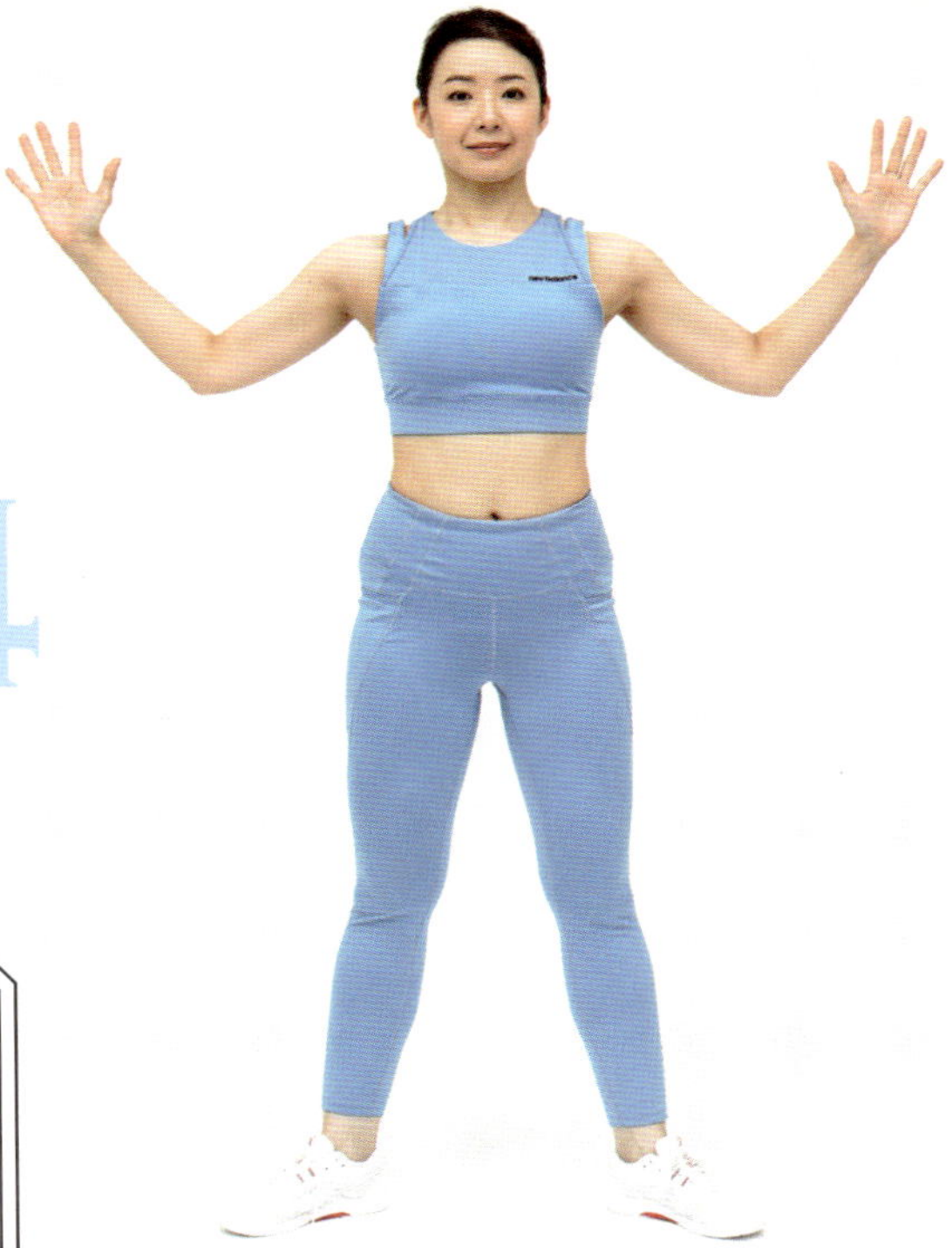

4 大地と天を感じてリラックス

手を左右に開いてリラックス。指先は軽く開き、人差し指を天に向けてポーズ。心の中で「カタカムナ」と言ってみて。

カタカムナとは

日本の古代文献という説があるもので、宇宙や生命の原理を記している。言葉の持つエネルギーにも触れていて「カタカムナ」の言葉にはエネルギーを整える力があると言われている。

ENERGY UP FOOD

野菜スープ

温かい野菜スープで体の内側から温まりましょう。特に、冷えた飲み物ばかり飲んで内臓が疲れがちな夏こそ野菜スープを。

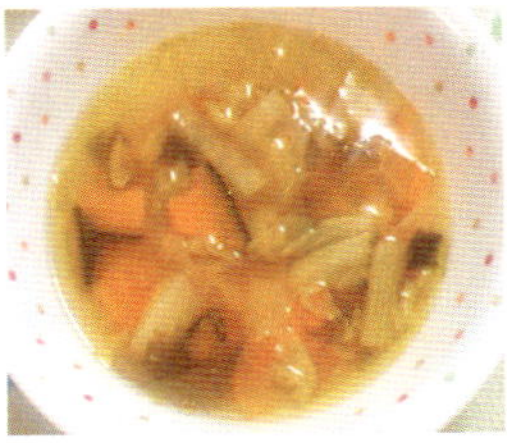

ENERGY UP EXERCISE 08

疲れにくい歩き方の基本

腸骨ウォーキング

基本のウォーキングを習得しましょう。歩きながら体のバランスを調整するエクササイズです。ポイントは、骨盤の左右に広がる「腸骨」。疲れにくい歩き方の基本は、この腸骨を使って歩くことです。どうせ同じ「歩く」なら、一歩一歩を大切にして日常をもっと輝かせましょう。

回数 10歩

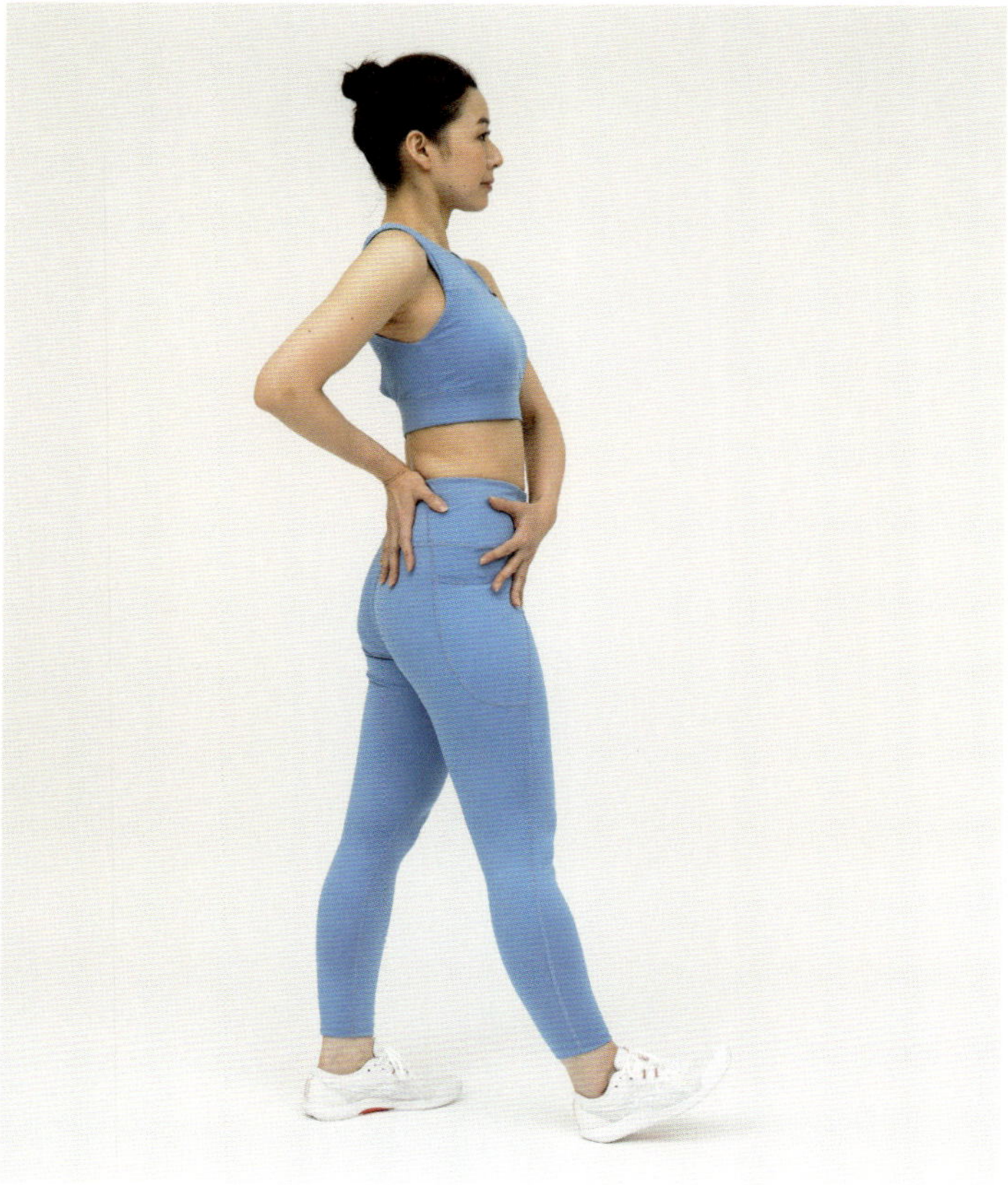

1

腸骨を意識して踏み出す

右足のかかとから踏み出す。両手で右の腸骨あたりに触れ、腸骨の上に上半身が乗っかる動きを感じる。

POINT

膝で歩くのではなく腸骨を使って歩く意識が大事！

腸骨とは

骨盤を形成する骨のひとつで、上部の左右にハート形のように広がっている大きな骨。歩行や姿勢の維持をサポートしています。左右の腸骨にゆがみがあると、腰痛や肩凝りの原因に。

2

体の軸を意識して体重移動する

P18の「内股片足肩回し」で感じた内ももの軸を意識して、腹筋をしまい込んだまま体重移動する。

左足も同じように、腸骨を使って歩く意識で踏み出す。

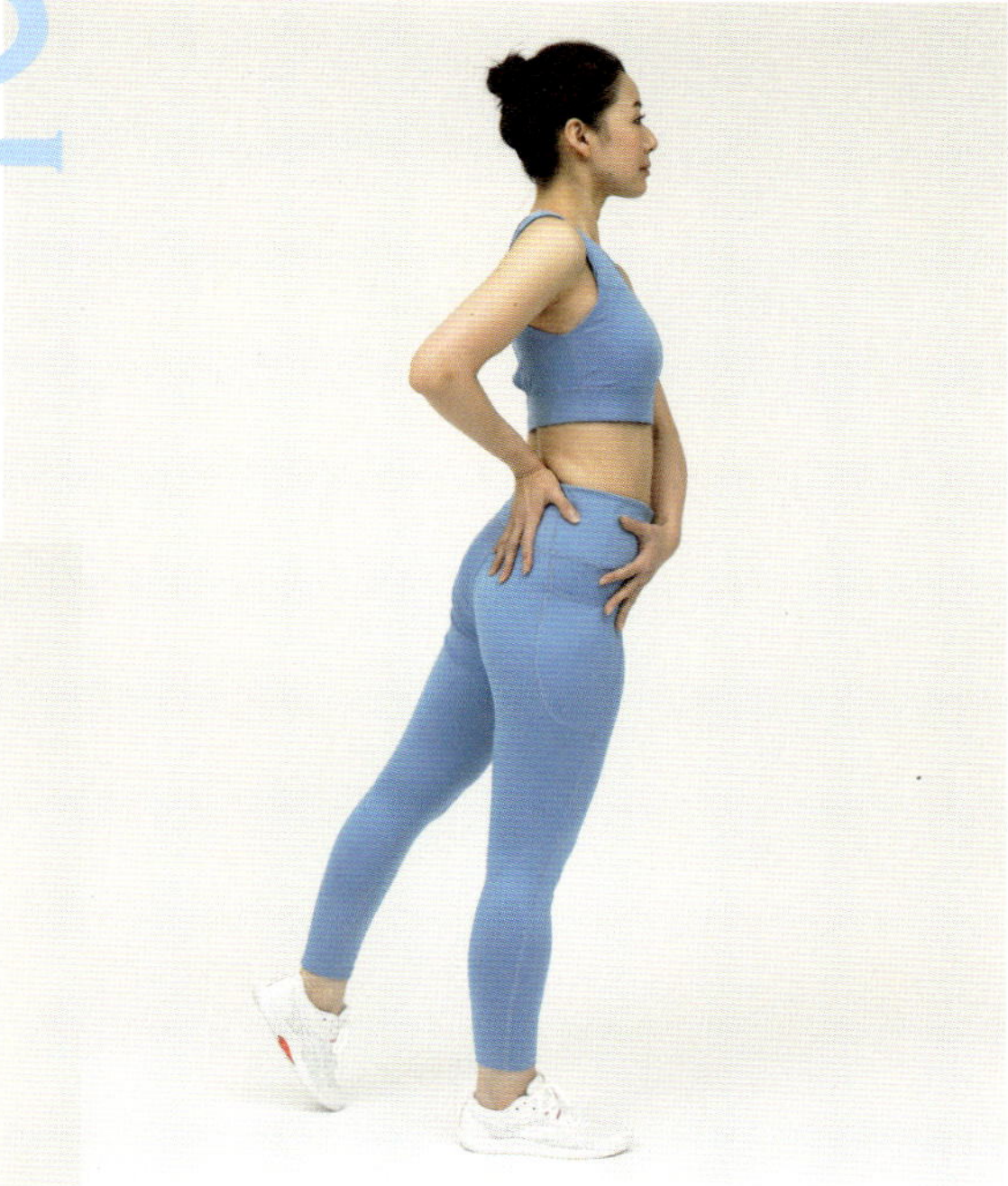

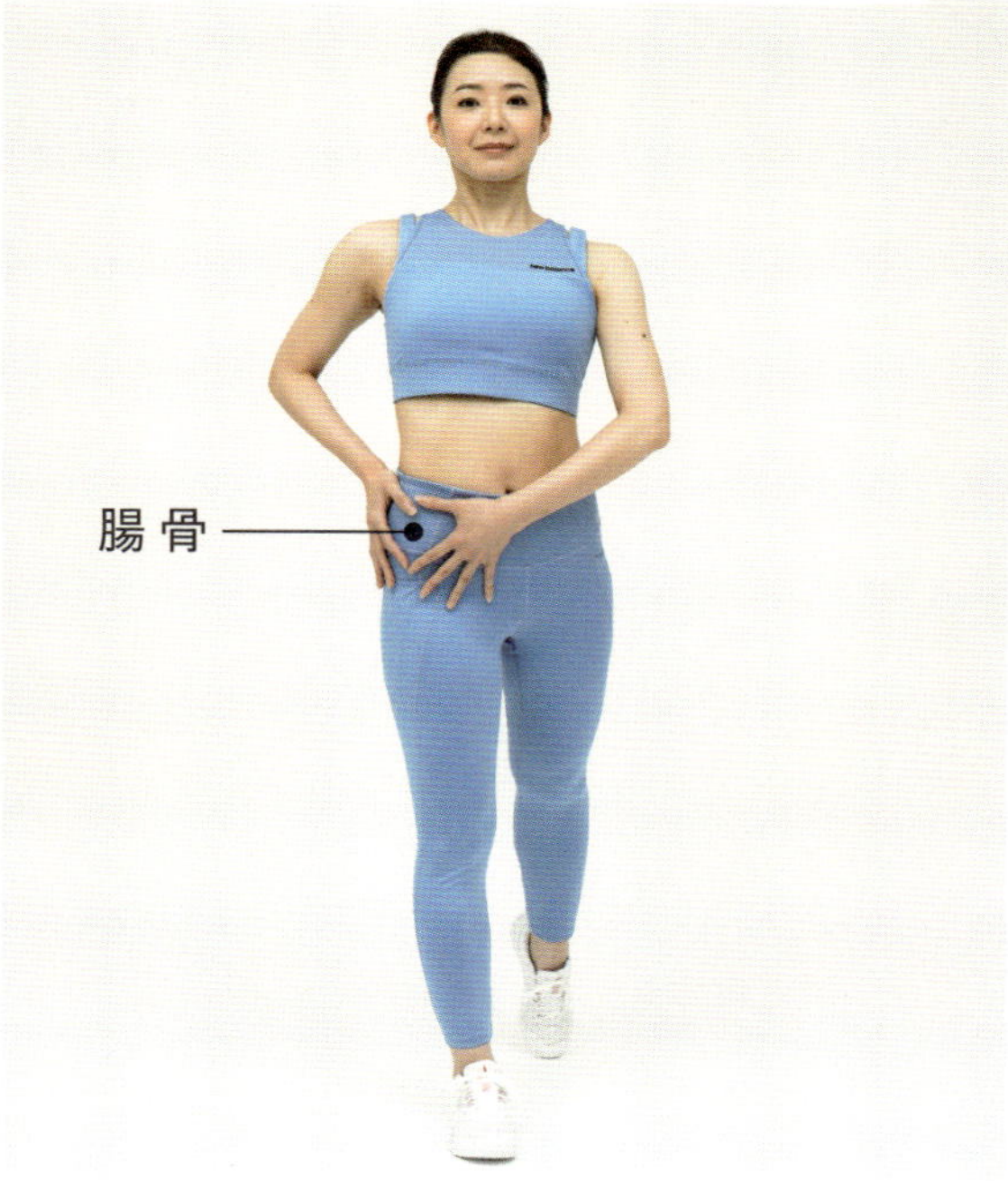

3

手の振りを入れて歩く

腸骨の動きがつかめてきたら、手を自然に振って歩く練習を。腕はしっかり後ろに引いて背中が丸まらないように。

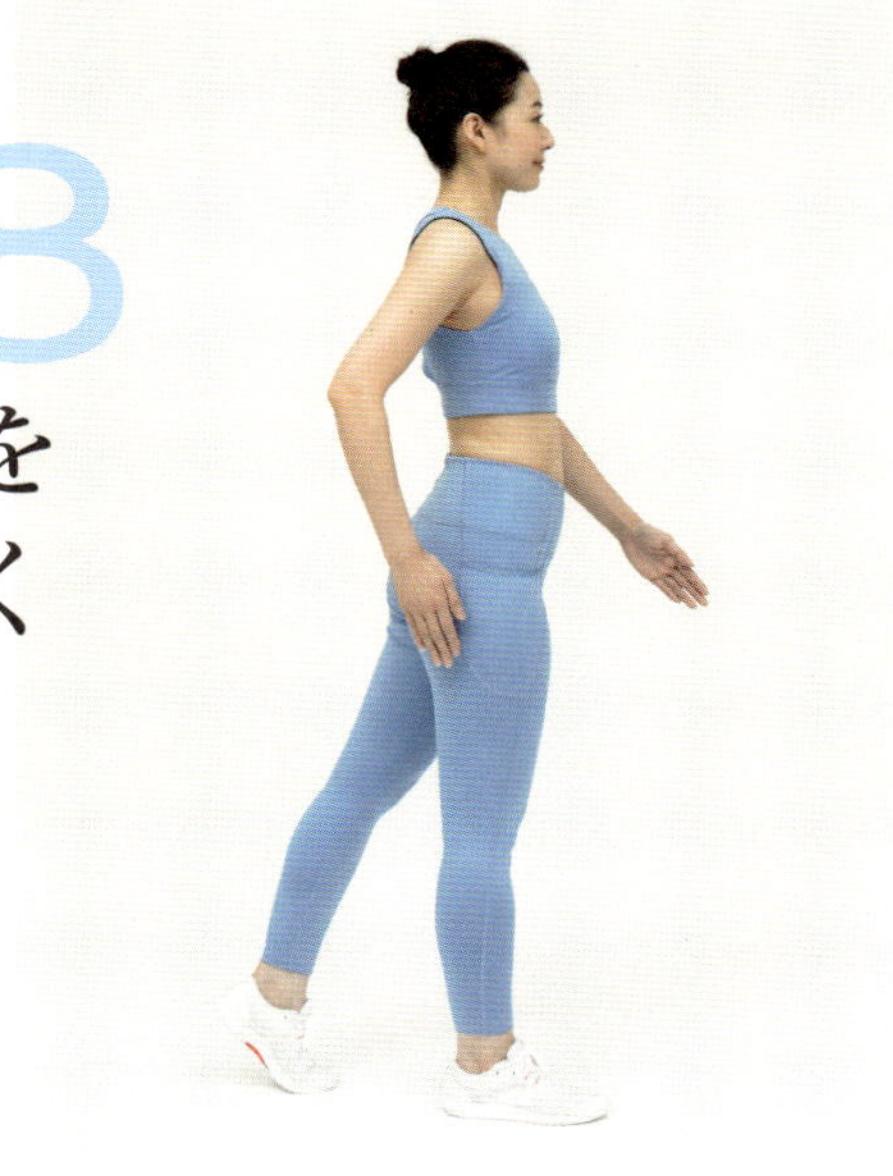

POINT

肘を引くことで、背中の筋肉が刺激されるのを感じて。後ろ向きに歩くと、より体のゆがみや歩き方のクセが感じ取れるのでおすすめ。安全な場所でトライしてみて。

ENERGY UP FOOD

梅の番茶煮

梅干しに含まれるクエン酸や、大根のジアスターゼという消化酵素が消化を助けてくれるので腸活にピッタリ。番茶も腸にやさしいです。

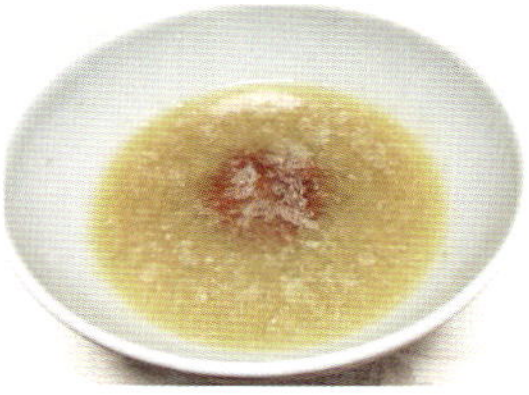

IMPORTANT

TOPIC

骨盤を整える

骨盤は、上半身と下半身をつなぐ体の中心です。骨盤のゆがみをなくせば体の巡りがよくなり、不調がどんどん解消されていきます！　心までも前向きになる骨盤の凄さを紹介します。

骨盤ってどんな骨？

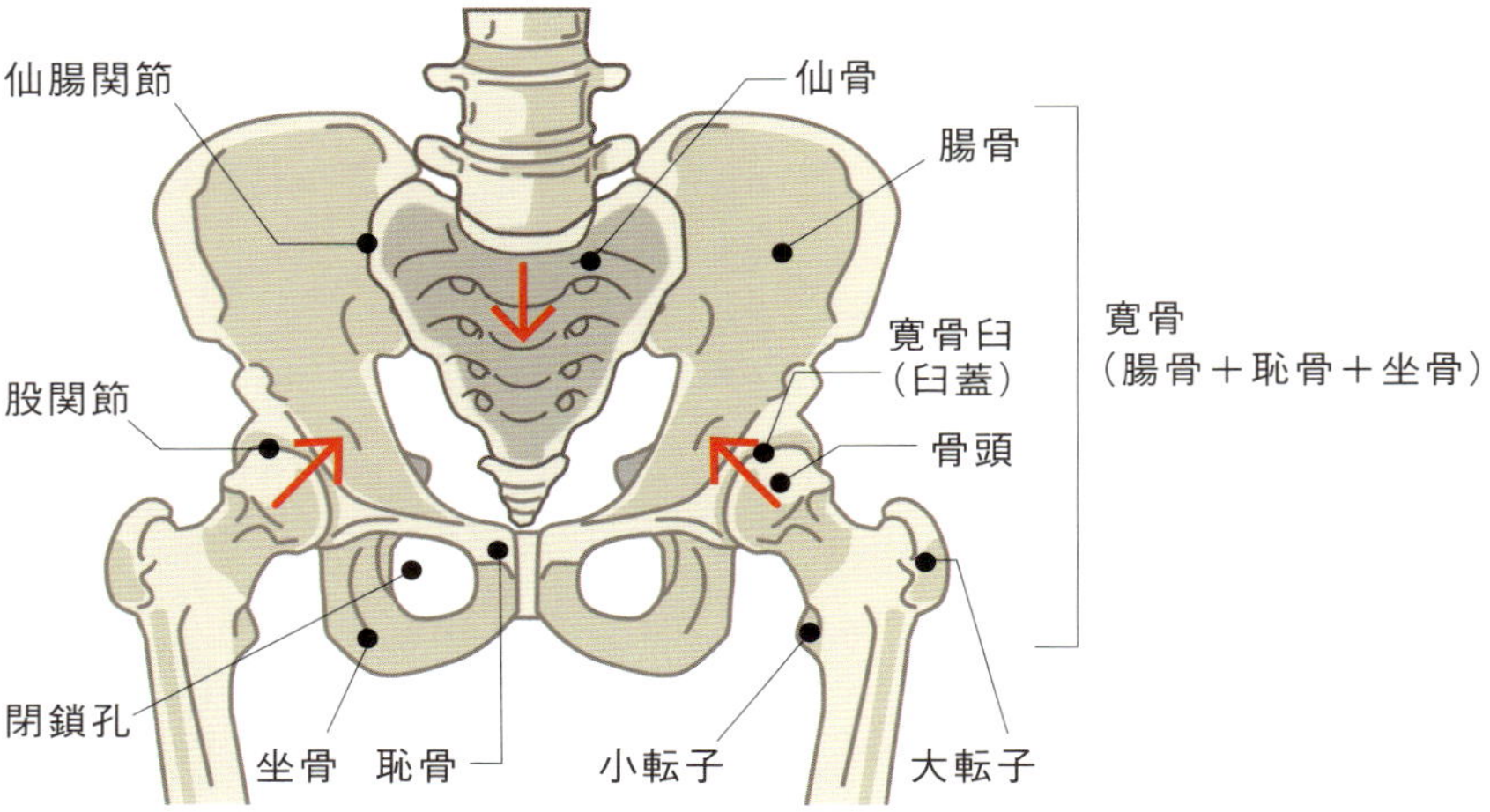

骨盤とは、上半身の重みを受け止めつつ、歩いたり走ったりする際の下半身からの衝撃を和らげるクッションのような役割を持っている骨格です。

　子宮や卵巣、直腸などの大事な器官を守るように、体の中心に骨が集合しています。

　ゆがみのない骨盤は、図のようなハート形をしています。中央にあるのが「仙骨《せんこつ》」、その左右に逆三角形のような形で広がっているのが「腸骨《ちょうこつ》」。仙骨と腸骨をつないでいるのが「仙腸《せんちょう》関節」。仙骨と寛骨（腸骨、恥骨、坐骨）、特に仙骨と腸骨の間には仙腸関節が19本あり、体の軸受機能で調整されています。

　この「仙腸関節」という関節は靭帯で、微妙なかみ合わせで囲まれています。骨盤をしなやかに維持し、若々しい動きを保つ秘訣となる場所です。

骨盤がゆがむとどうなる？

日常の動きで、骨盤を動かさない日はありません。立つ、座る、歩く、さまざまな動作で骨盤を動かしています。日頃の動かし方のクセや、疲れを溜め込むことによって、仙骨と腸骨をつなぐ仙腸関節にズレが生じはじめます。すると、本来ならキレイなハート形の骨盤が、左右に開いたり、上下や前後に傾いたりしてしまうのです。バランスの崩れた骨盤を支えようと、連結する背骨や頸椎、股関節などのバランスも崩れはじめ、ゆがみの連鎖が起きてしまいます。ウエストのくびれに左右差が出たり、O脚やX脚になったりしてしまいます。

骨盤は体の中心にある大きな骨だからこそ、その影響が全身に広がりやすいのです。肩凝りや腰痛、冷えやむくみの原因になるだけでなく、腰まわりに余分な脂肪がつきやすくなります。

骨盤のゆがみがなくなるといいことがあるの？

体の中心にある骨盤が正しい位置に収まると、体の中心軸がしっかりしてきます。歩いていても、座っていても、背筋がピシッと伸びて体がぐらつきません。左右のバランスが整うので、自然と体のラインがキレイになるのです。

また、骨盤のまわりには、リンパ管や血管、自律神経などが多く集まっているため、正常な骨盤の状態になると体の巡りも自然とよくなります。冷え性やむくみの改善、肌のトーンアップ、ダイエット、女性機能がよくなるなど、いいことづくしです。

そんなご自身の変化を目にして、自分に自信が持てるようになり、心までも前向きに変化していく人は、とても多いです。ウォーキング教室の生徒さんたちの場合、骨盤のゆがみが解消される頃には、悩みまでも解消されていることが不思議と少なくありません。

COLUMN

02

ウォーキングで変わる
生徒たちの姿

ウォーキングを指導する中で、私は多くの生徒さんの変化を目の当たりにしてきました。体の動きや姿勢を見れば、その人の生活習慣や体の状態が自然と伝わってきます。例えば、炭水化物を好む方は、体のラインにその影響が表れるものです。また、迷いが多い方や決断力に欠ける方は、運動神経の働きが鈍くなっていることが多いなと感じます。

教室に通ってくださる生徒さんの多くは、何かしらの悩みを抱えていることが少なくありません。身体のゆがみや不調を改善したいという思いからスタートされる方がほとんどですが、実はその根底には精神的な悩みや生活習慣の乱れがあることが案外多いのです。

そのため、私は単にウォーキングを指導するのではなく、生徒さん一人ひとりにとってプラスとなるエクササイズを考え、心と体の両面からアプローチしていきます。

実際に、ウォーキングを続けることで人生が大きく変わった生徒さんもたくさんいらっしゃいます。まず、顔の表情に大きな変化が！　表情がみるみると明るくなり、性格も物事を前向きに考えられるようになっていくのです。さらに、直感が冴えてきたり、行動力がアップしたりという方もいらっしゃいます。

その結果、素敵な出会いがあって結婚が決まった方、仕事のパフォーマンスが向上して成績が大幅にアップした方、人間関係の悩みが改善した方など、皆さんの人生にポジティブな変化が起きているのです。

体型を整えたいという目的で始めたはずが、気付けば心の奥深くにあった問題にも向き合えるようになり、人生そのものが好転していくようです。

他には、食欲に変化が現れた人も。ウォーキングを習慣化するうちに、自分の体の声が聞こえるようになってきます。衝動的に食べてしまうクセがあった方が、自分の体が本当に必要としている栄養素を選べるように変わっていくのです。実際に、「ウォーキングを続けるうちに自然と食事量が適度になっていきました」という声をよく聞きます。食事への意識が変わることで、無理なダイエットをしなくても健康的に体を整えることはできるのです。

第3章

美を整える

「美しさ」とは何でしょうか。最近は、よりよい造形美を求めて整形する方も、ひと昔前より格段に増えました。また男女関係なく化粧をして、目肌立ちをくっきりはっきりさせる方が増えています。有名なモデルや女優、アイドルにあこがれて、同じような見た目になりたいと願う気持ちはわからなくもありません。

ですが、ふとまわりを見渡せば誰もが同じような顔になり、個性が感じられなくなっているのは気のせいでしょうか。個性とは、その本人にしか出せない特別な輝きです。輝きは、健康な体やキュッと口角の上がった笑顔、しゃきっとした姿勢、メリハリのあるボディラインといった「体の軸」が整った状態から自然と生まれるものです。

年齢を重ねることで美しさが失われると考える人もいますが、それは大きな誤解です。確かに、運動の習慣がなく、食生活も乱れ、毎日不平不満ばかりを抱えていると、心と体のバランスが崩れ、老化のスピードが加速してしまうかもしれません。

しかし、筋肉は使えば確実に変化し、成長していきます。筋肉量が増えることで毛細血管も発達し、血流がよくなり、結果として肌のツヤが向上し、冷え性の改善にもつながるのです。全身にエネルギーが巡ることで疲れにくくなり、いきいきとした日常があなたの人生にハリを持たせてくれるでしょう。

この章では、ウエスト、バスト、ヒップ、フェイスラインの無駄なぜい肉をそぎ落とし、ハリのある女性ならではの美しさを保つエクササイズを紹介します。どれも、特別な器具を必要とせず、両足を広げて立てるスペースがあれば、どこでもできる簡単なエクササイズです。

特に、インナーマッスルを鍛えることで体の内側から引き締め、メリハリのあるシルエットを作り出すことを目指します。時にはモデルのようにポーズを決めて、時にダンサーのようにリズムに乗って、自分がなりたいボディラインをイメージしながら体を動かしてみてください。できれば鏡を見て、背中や肩が丸まっていないか、胸の位置が下がっていないか、チェックしながら行うことをおすすめします。

汗が流れるような激しい動きではありませんが、すぐに体の内側からポカポカと温まる感覚が得られるはず。それが、心と体を活性化させる「エナジーアップ・エクササイズ」の特徴！　内側から生まれるエネルギーをつくり、しっかり燃焼させ、不要な脂肪を落としながら、あなた本来の美しさを引き出していきましょう。

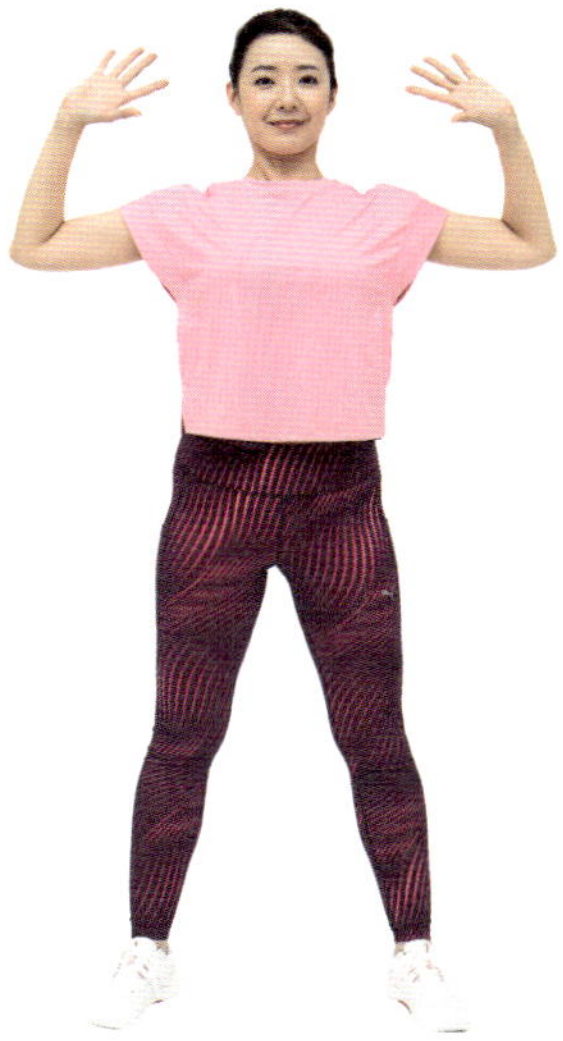

ENERGY UP 09 EXERCISE

360度ウエスト美人になる

立ったままウエストシェイプダンス

お腹のたるみは老けて見える原因です。立ったままできる腹筋運動で、360度どこから見ても美しいめりはりのあるボディラインを手に入れましょう。ダンスのようにキレよくポーズを決めて、ウエストシェイプアップをかなえるのです！

回数 4回

1 足先に向かって手を交互に落とす

足は肩幅より少し広めに開いてしっかり立つ。右腕を肩ごと前に落とす。この時、お腹を骨盤内にしまい込むようなイメージで。

POINT

骨盤は動かさず固定し、腹筋をしまい込んだまま上半身を動かすこと！

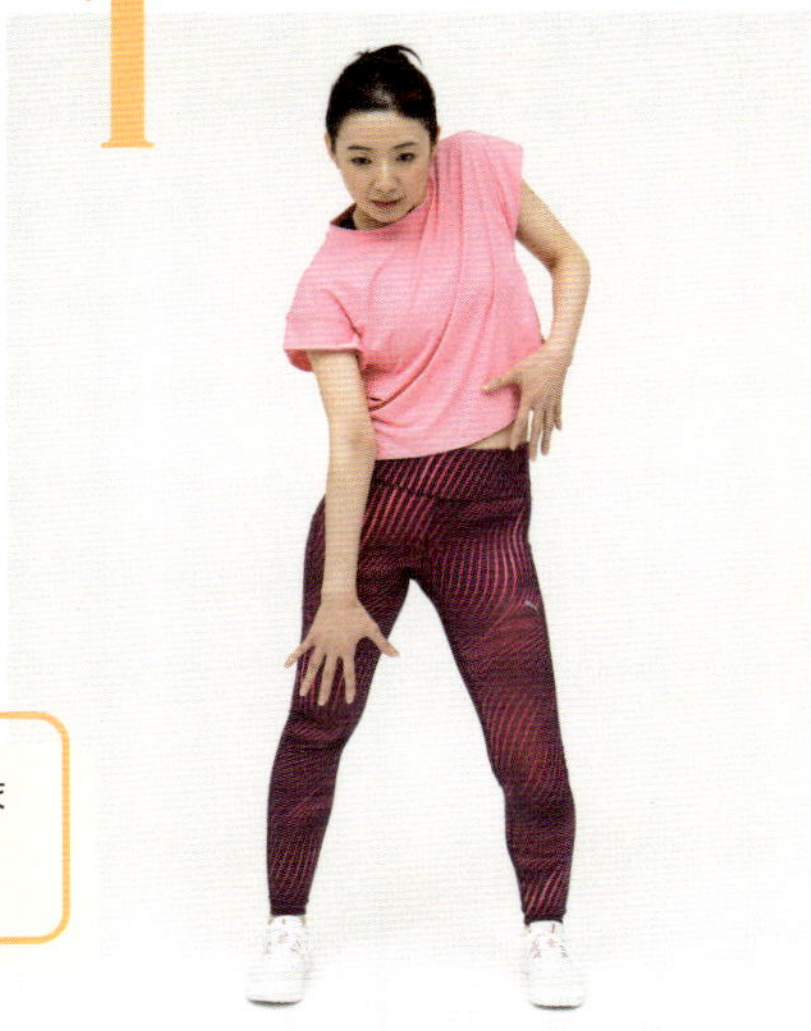

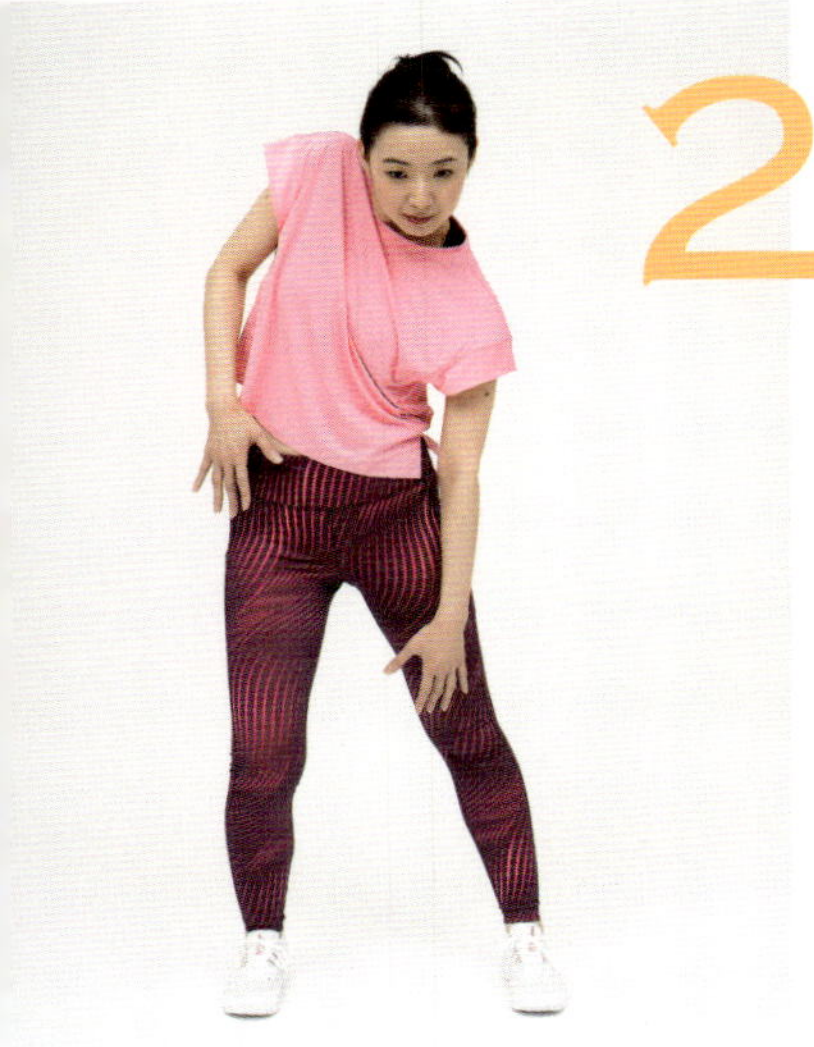

2 腹筋の前方に効いているのを感じて

次は左腕を勢いよく下に。反動で右の肩が上がってもOK。フッ！　フッ！と動きに合わせて呼吸をする。

3 脇腹のぜい肉をしっかり縮めて

今度は左右に腕を下げ、脇腹のお肉を骨盤にしまい込む。目線は指先をのぞくようにして、右横にフッ！　左横にフッ！膝を曲げてリズムに乗ってみて。

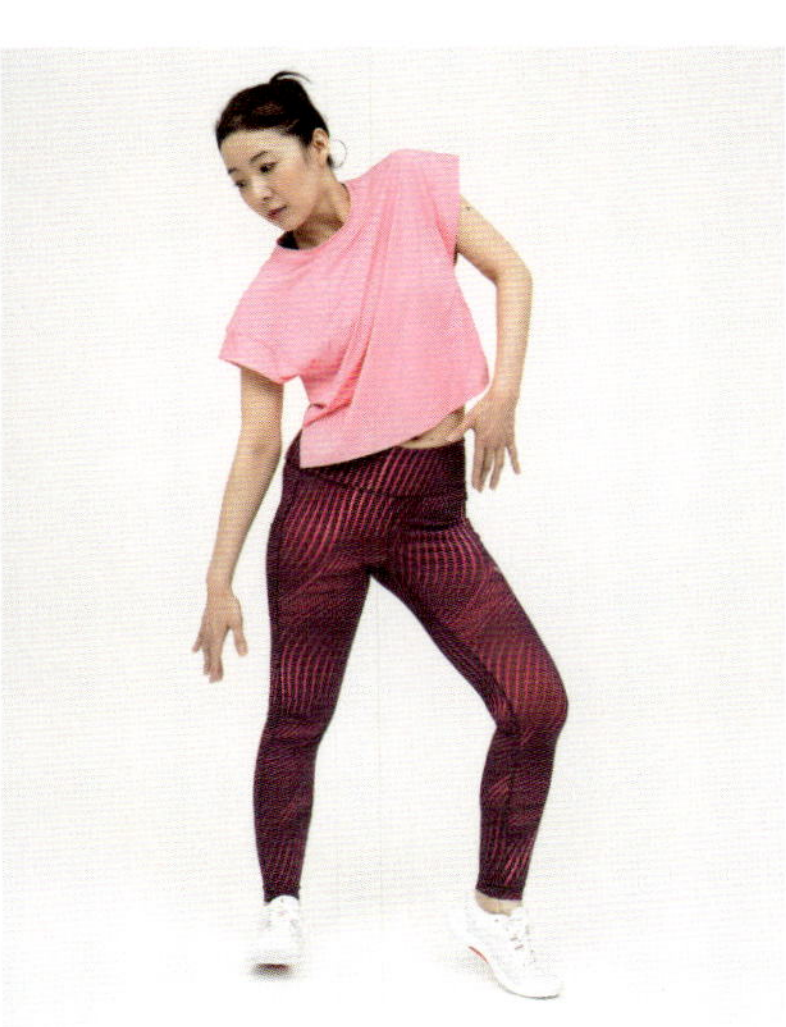

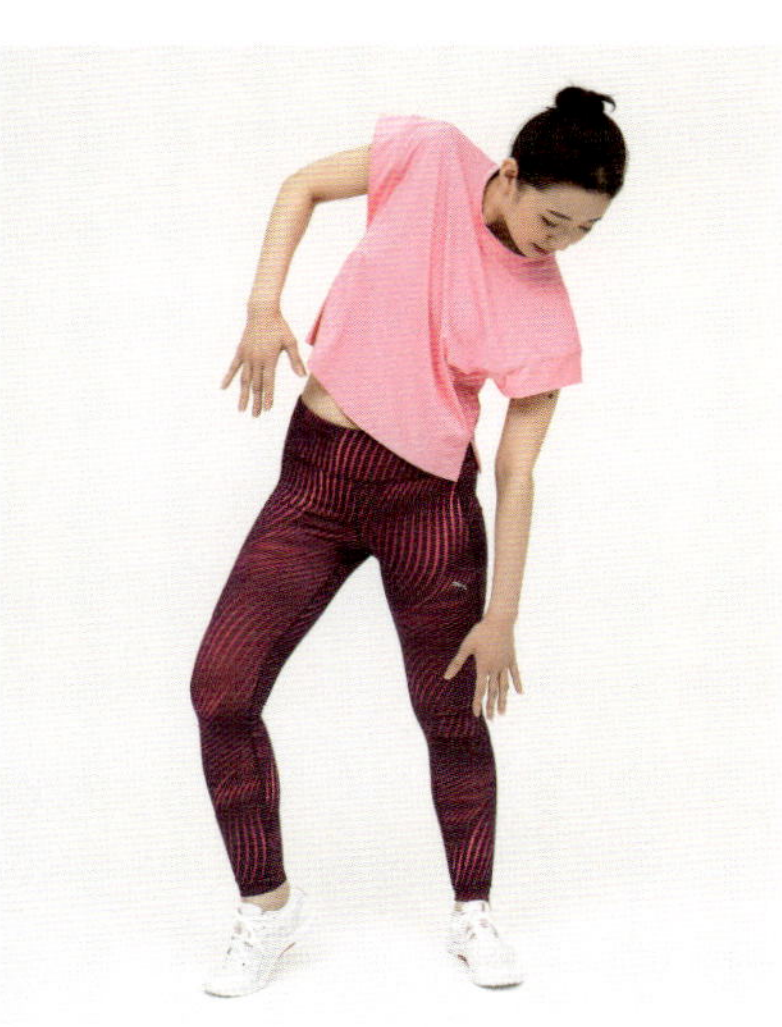

4 最後は背中側にアプローチ

最後は背中側に腕を勢いよく下げる。右後ろにフッ！　左後ろにフッ！　腹筋を感じて。

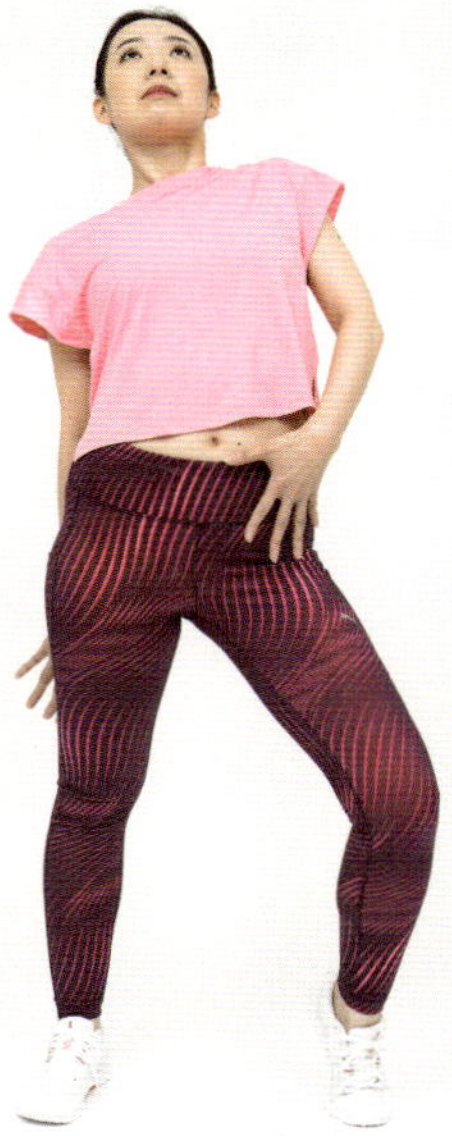

5 ダンサーのようにポーズを決めて

反対の手は前の骨盤に添えて、ダンサーのようにポーズを決めながら動く。

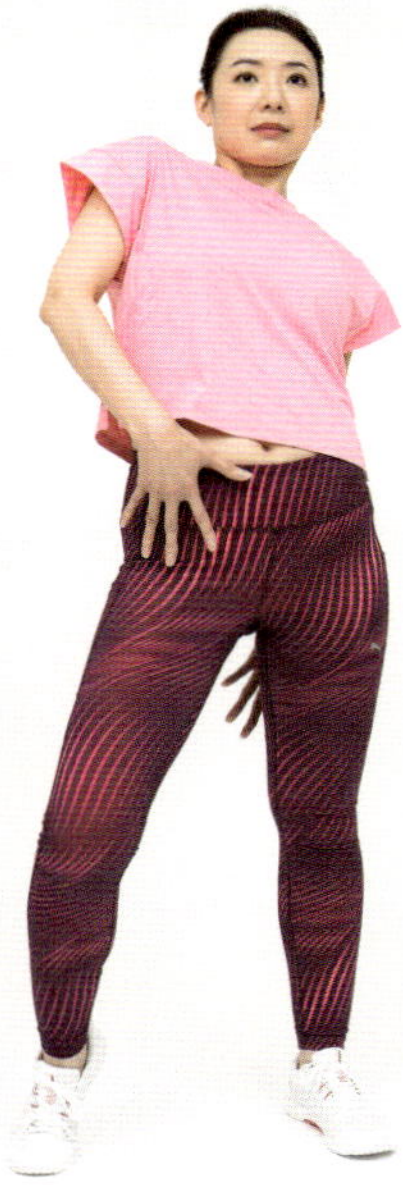

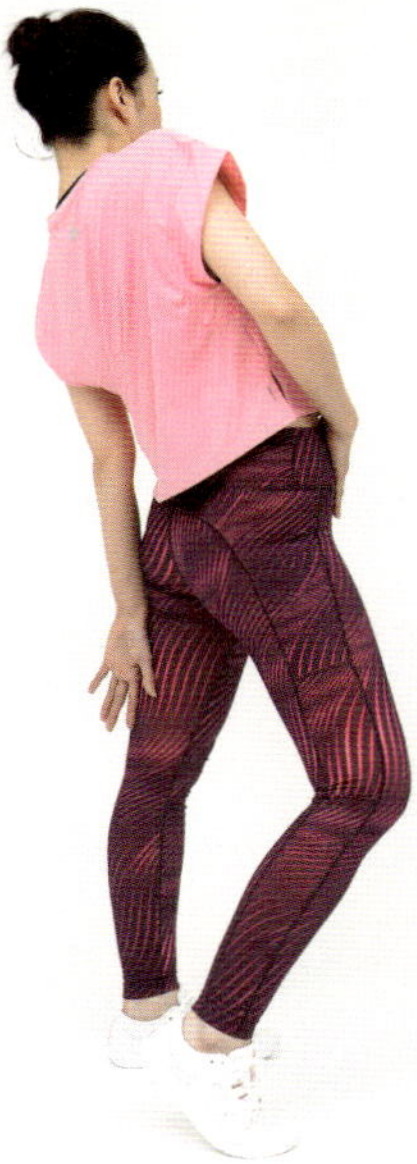

POINT

首が上がらないように気を付けて。楽しく「前前、横横、後ろ後ろ」と声に出しながらやってみよう。

ENERGY UP FOOD

リンゴのコンポート

リンゴの甘さだけで十分お腹も心も満たされます。中央にはヨーグルト、仕上げにシナモンをかけて。

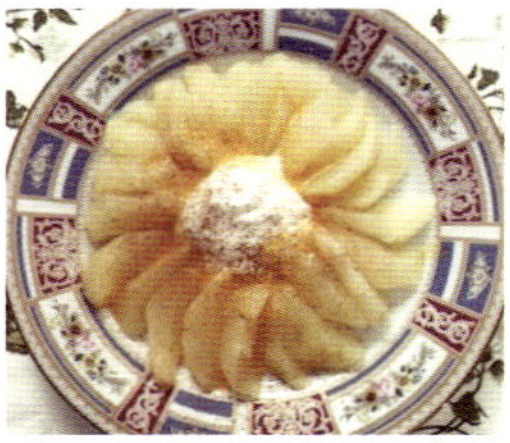

ENERGY UP

10

EXERCISE

いくつになってもボディにハリを

みるみるバストアップ

パソコン作業やスマートフォンの見すぎで肩が前に入りがちな現代人。放っておくとそのまま老け姿勢まっしぐらですよ。胸を開くエクササイズで、ハリのあるボディをキープしましょう。1日1回しっかり伸ばして、巡りのよい体質に目覚めてください。

回数 4回

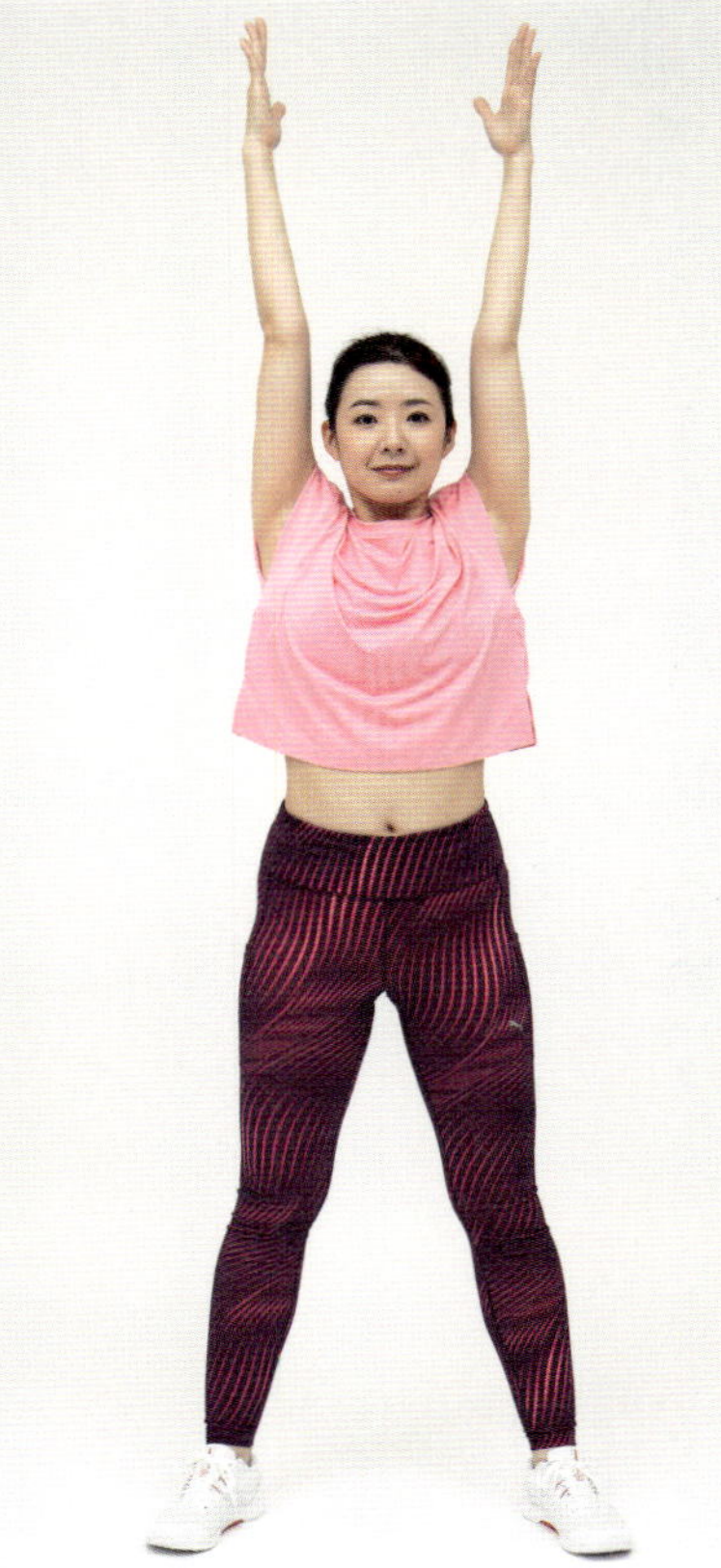

1

胸を突き出す意識で上半身を伸ばす

足を肩幅より少し広めに開いて、両腕の肘が耳のあたりにつくくらいまっすぐ上げる。この時、胸を上に突き出す。

POINT

肩に力を入れず肩甲骨を使って胴体を引き上げるイメージ。

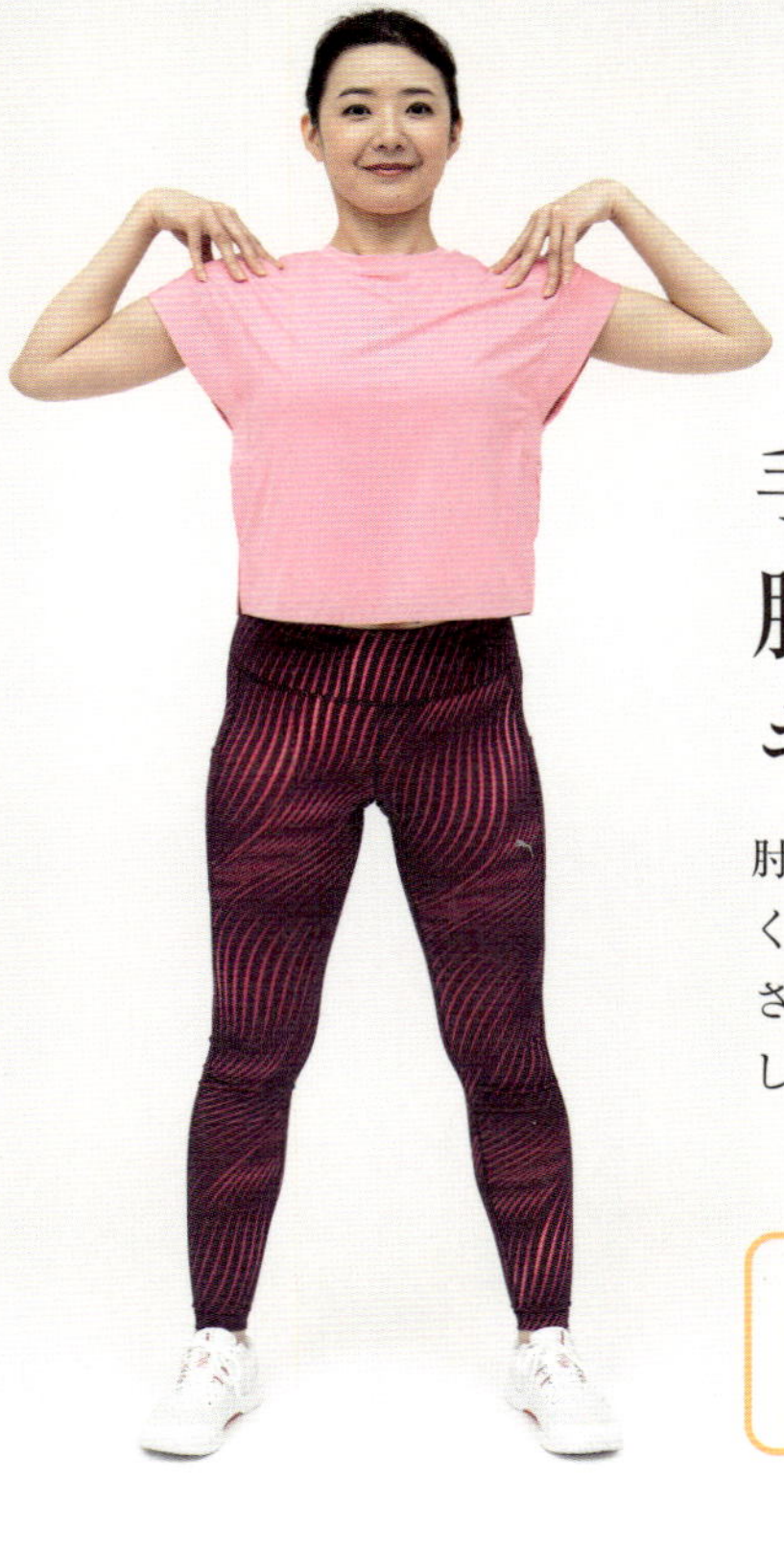

2

手を下げても胸の位置はキープ

肘の位置は下げずに手を肩に置く。肩甲骨を意識して肩を開き、さらに胸を体の内側から押し出し、バストトップを上向きにする。

POINT

腹筋に力を入れると胸を上げやすくなる。

バンザイのポーズ 3

両手を高く上げバンザイのポーズ。

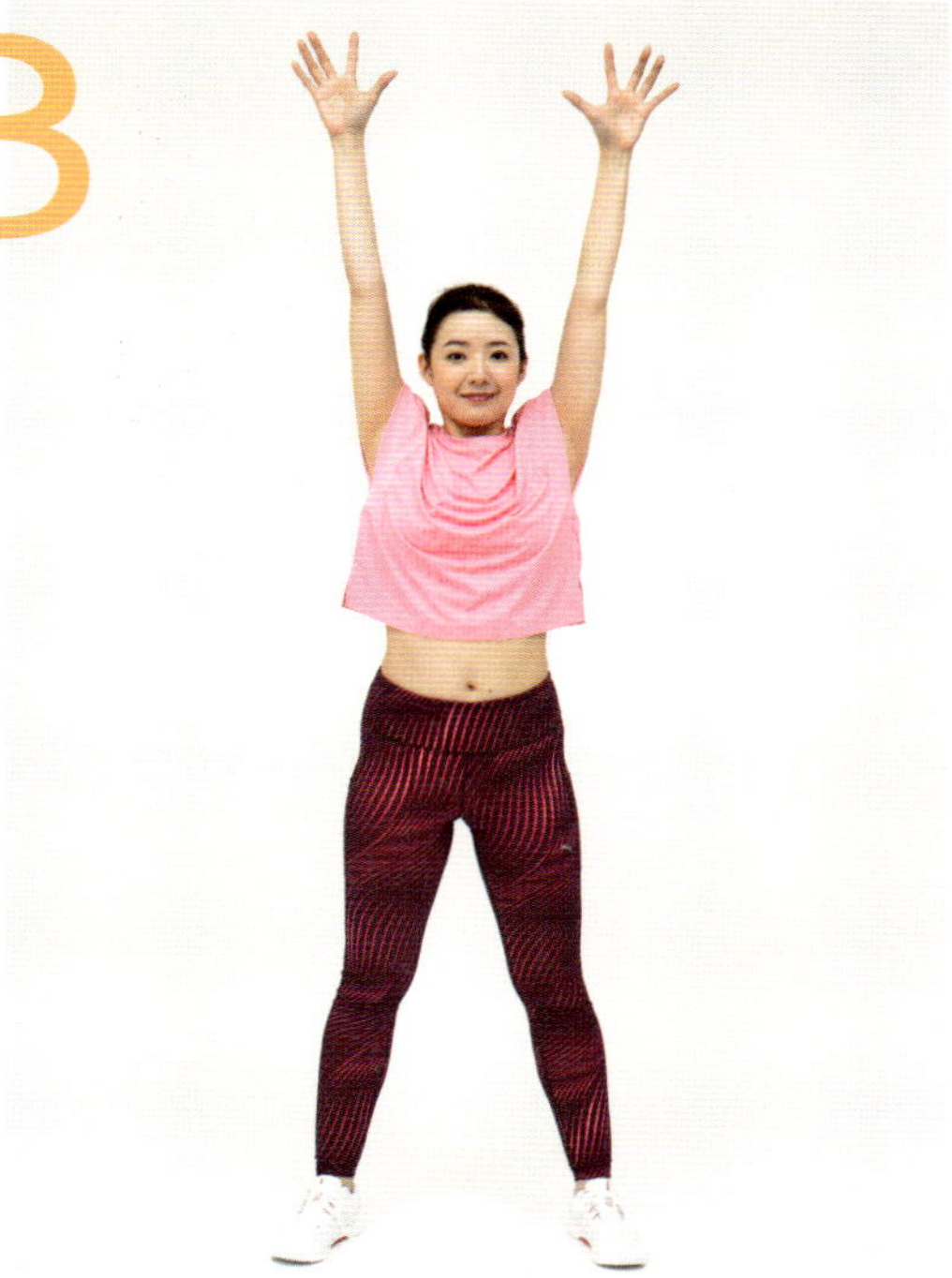

4 胸の上を最大限に開いて

手をゆっくり下ろして肩甲骨を寄せ、胸の上(デコルテ)を最大限に伸ばす。体の中から胸を押し出すような意識で。指は自然に開いて人差し指に力を入れる。

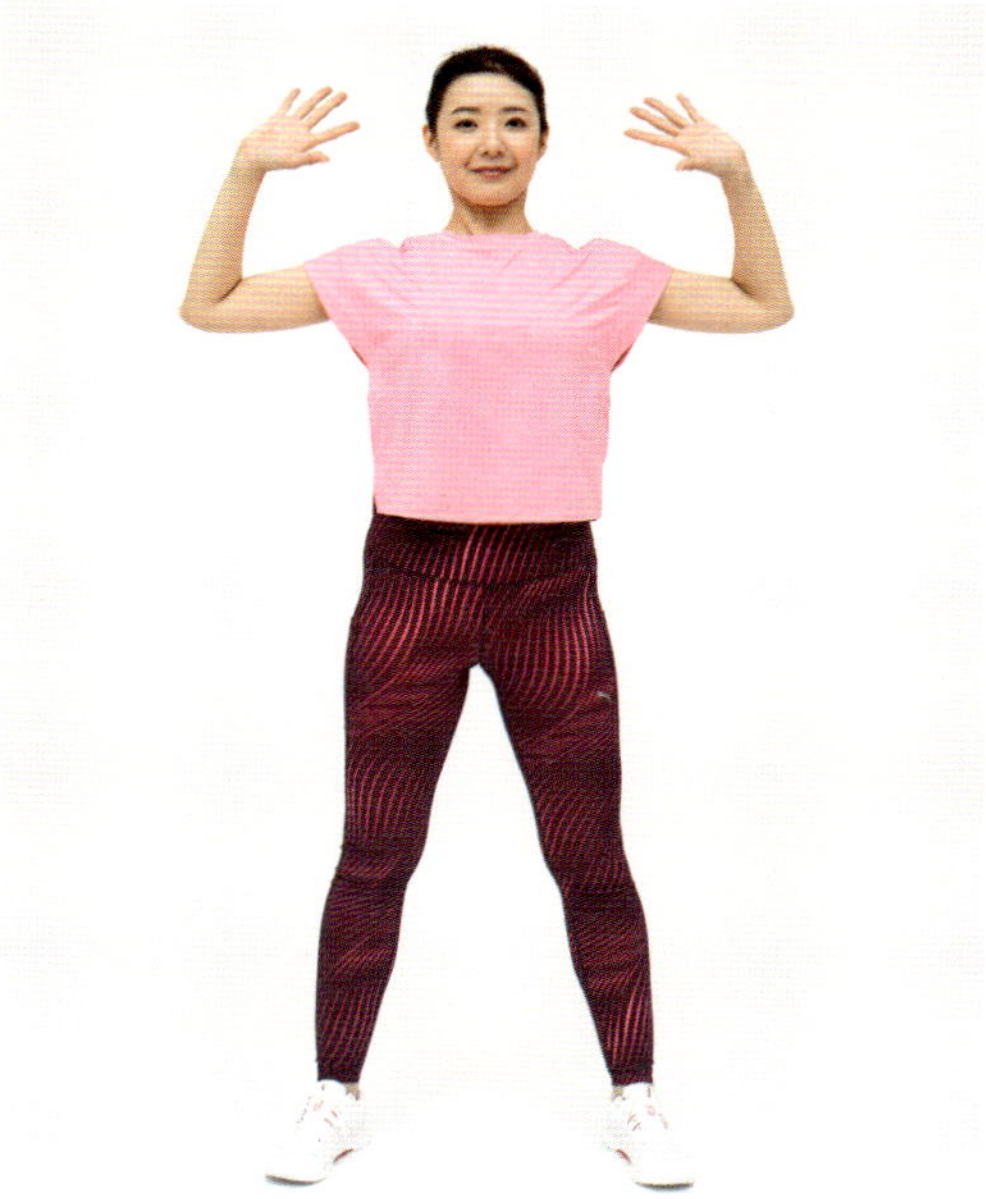

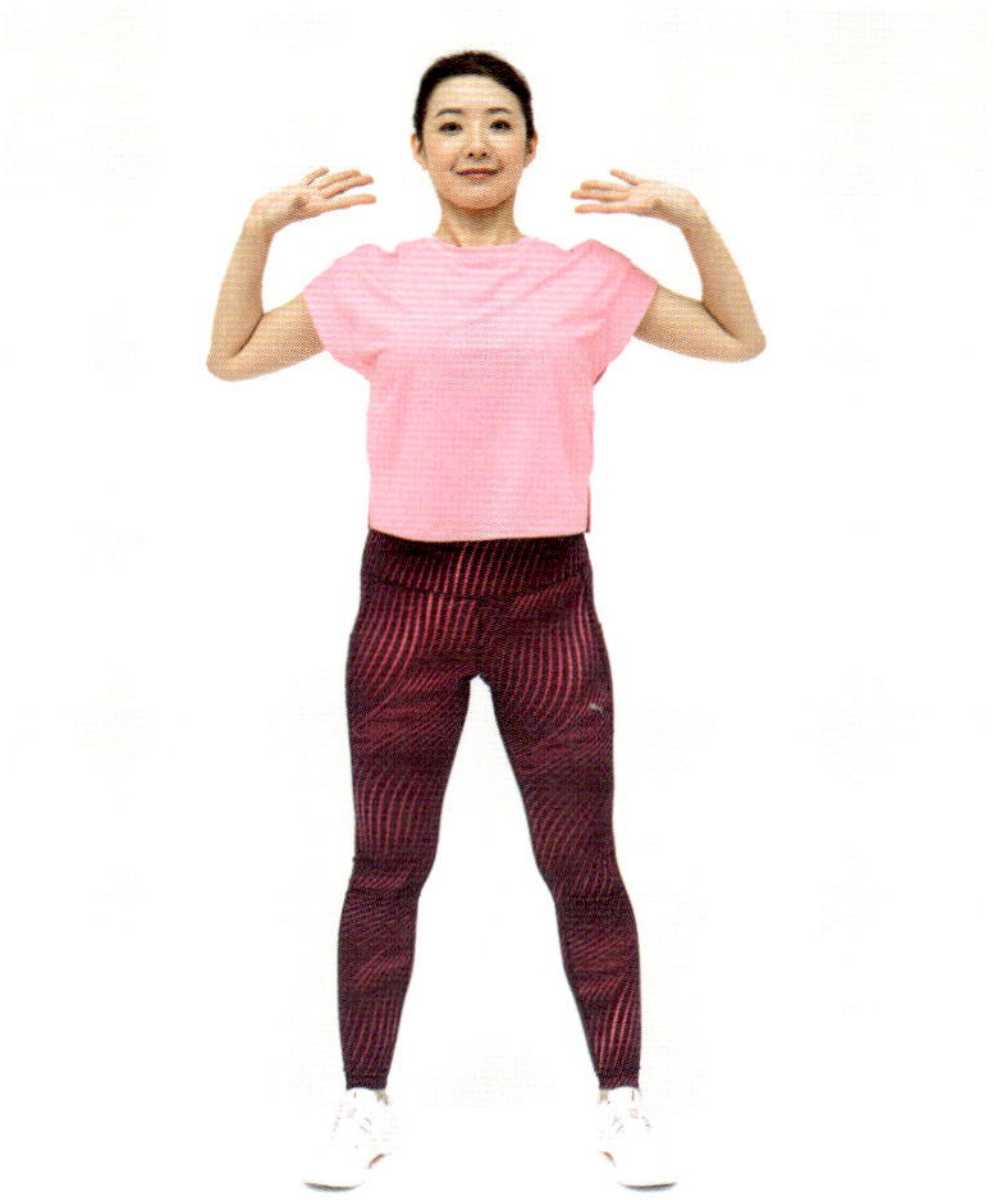

POINT

肘を下げないように注意!

ENERGY UP FOOD

ブロッコリーの豆乳ポタージュ

栄養たっぷりのブロッコリーと豆乳でつくるポタージュ。お好みでオリーブオイルを垂らすのもおすすめ。誰でも野菜が摂れるので、療養食にも最適です。

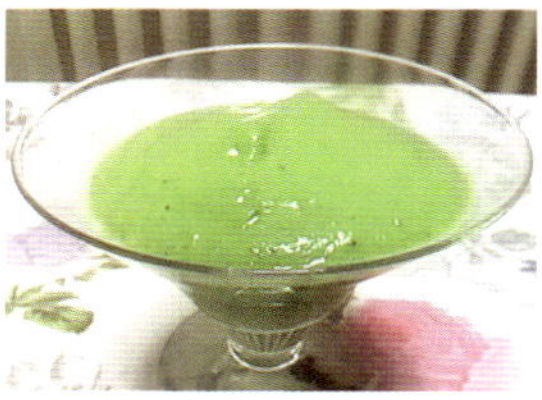

ENERGY UP EXERCISE

11

パンツスタイルがばっちり決まる!

ゆがみ解消ヒップアップ

年とともに垂れ下がったお尻も、日々のエクササイズでキュッと引き締め、パンツスタイルが似合う体型に変えることができます。ハードな運動をしなくても、立ったままじっくりぜい肉を撃退し、骨盤の左右のゆがみを解消して、プリッと引き締まったヒップを手に入れましょう。

回数 4回

1 お尻を突き出して前傾姿勢

足は肩幅に開き、かかとに重心をかける。股関節に手を置き、お尻を後ろに突き出す。

POINT

お尻は上に突き上げるイメージで、常に胸を張り、骨盤は正面のまま。

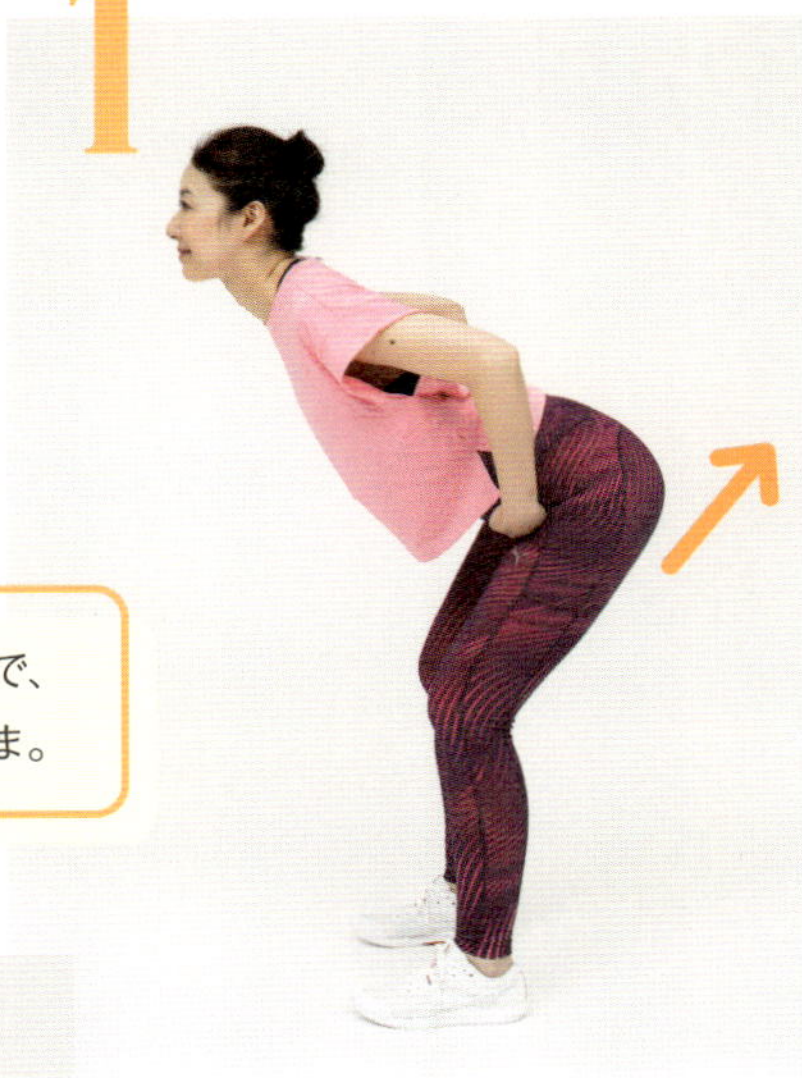

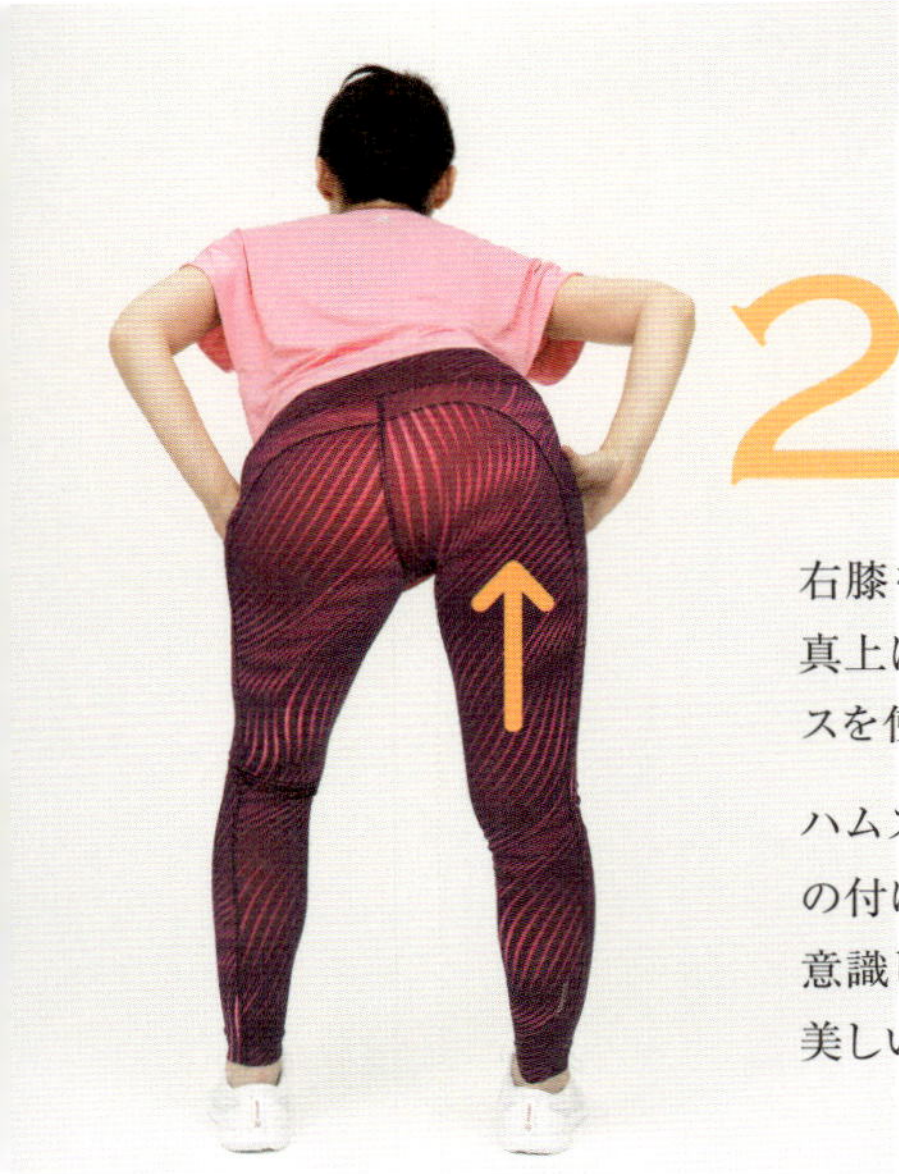

2 お尻をゆっくり真上に引き上げる

右膝をゆっくり伸ばしながら、右のお尻を真上に引き上げる。右もものハムストリングスを使う意識で動かして。

ハムストリングスとは太ももの裏側からお尻の付け根部分。ヒップと連携しているので、意識して鍛えるとヒップから太ももにかけて美しいラインをつくることができる。

3 左右に逃げないで上に引き上げて

左のお尻も同様に、ゆっくり膝を伸ばしてハムストリングスを使って真上に引き上げる。

POINT

骨盤が左右に逃げないように注意し、真上を動くようにがんばって! 左右同じようにお尻が上がればOK

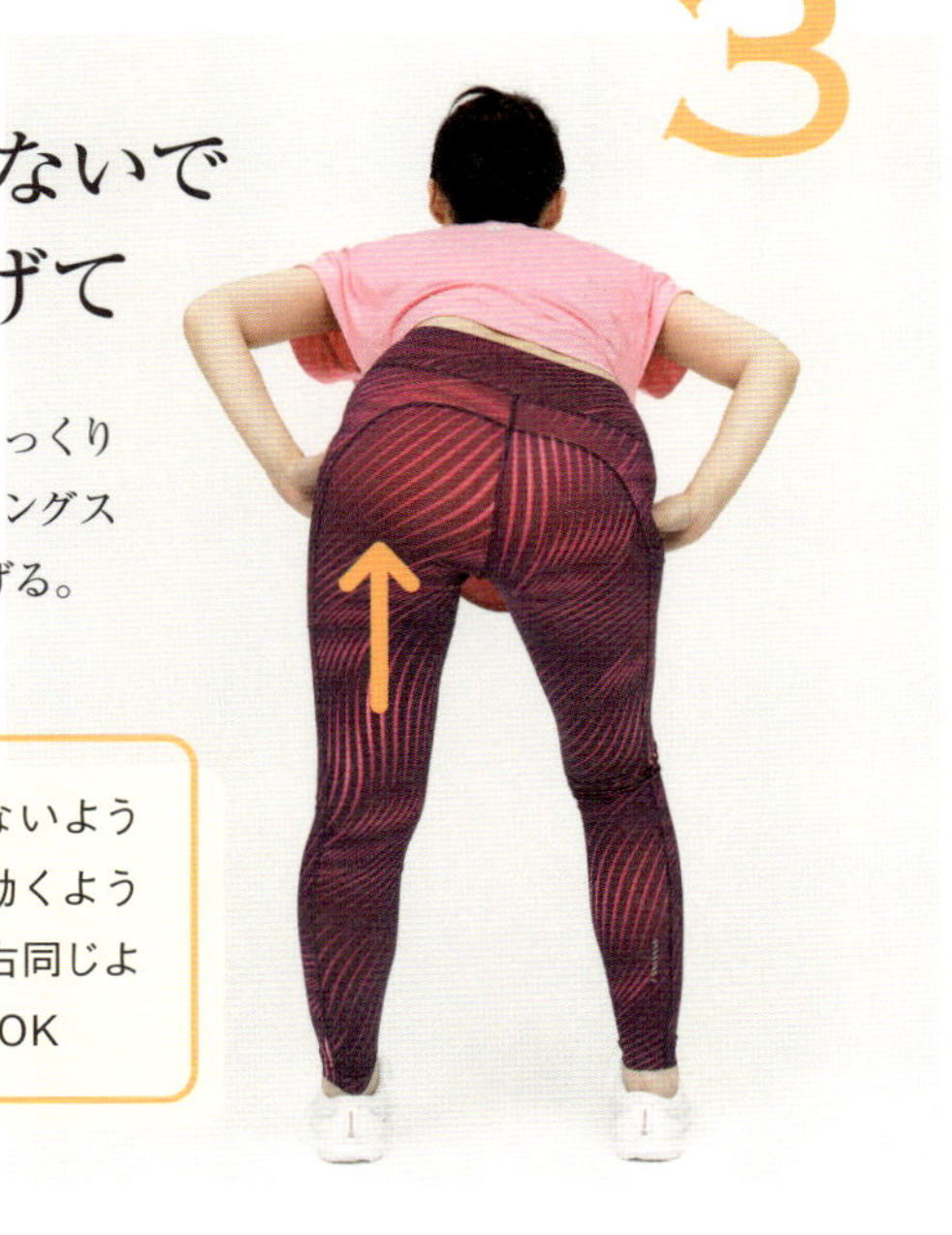

4 腕の動きでひねりを加える

お尻を引き上げる感覚がつかめてきたら、腕も使って腰まわりのストレッチも加えてみて。

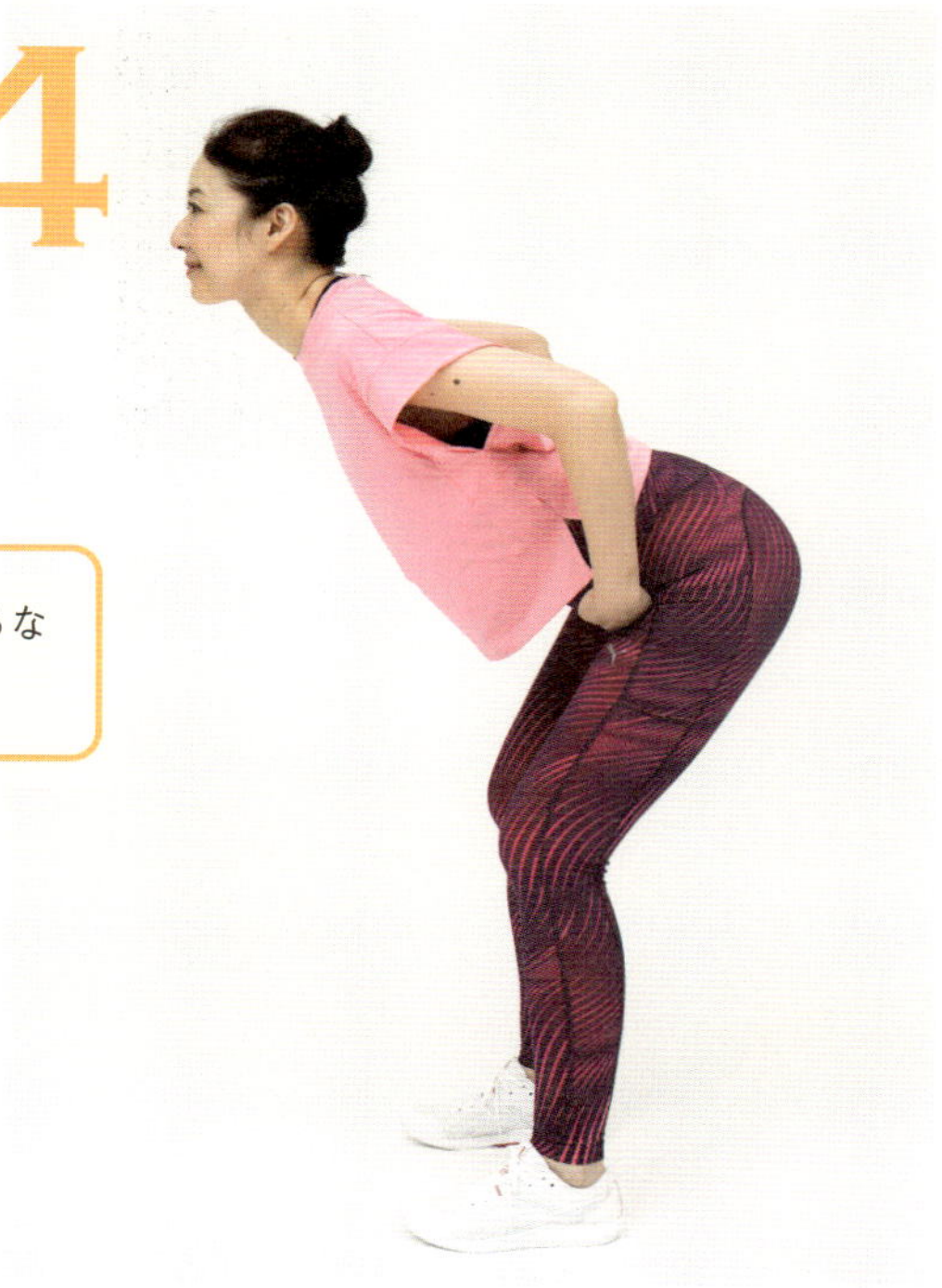

POINT
胸を張って背中が丸まらないように。

5 ヒップにじっくり効いているのを感じて

右尻を引き上げたら右腕を前に振り出し、左尻を引き上げたら左腕を前に振り出す。交互にお尻を引き上げ、若々しい後ろ姿を手に入れよう。

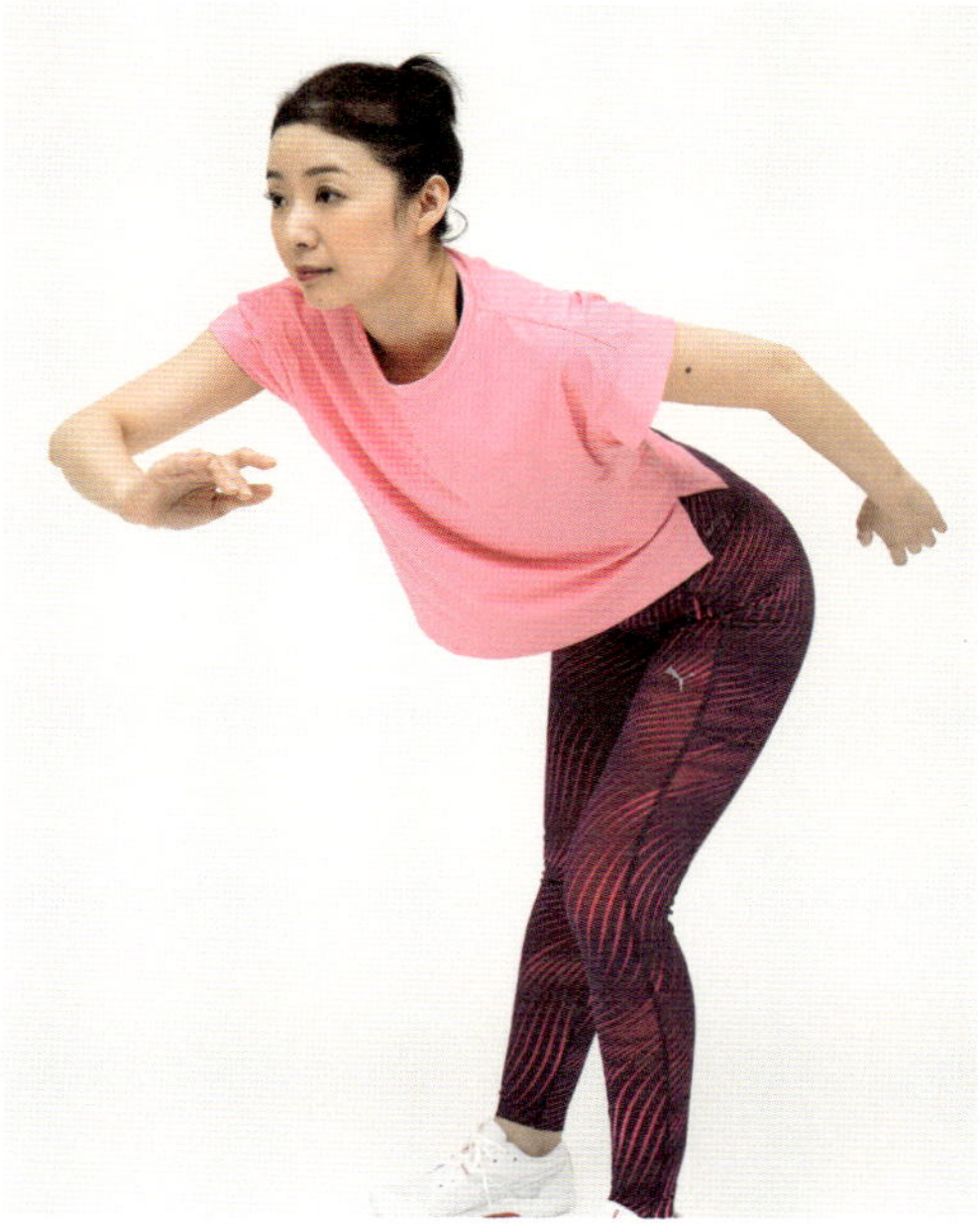

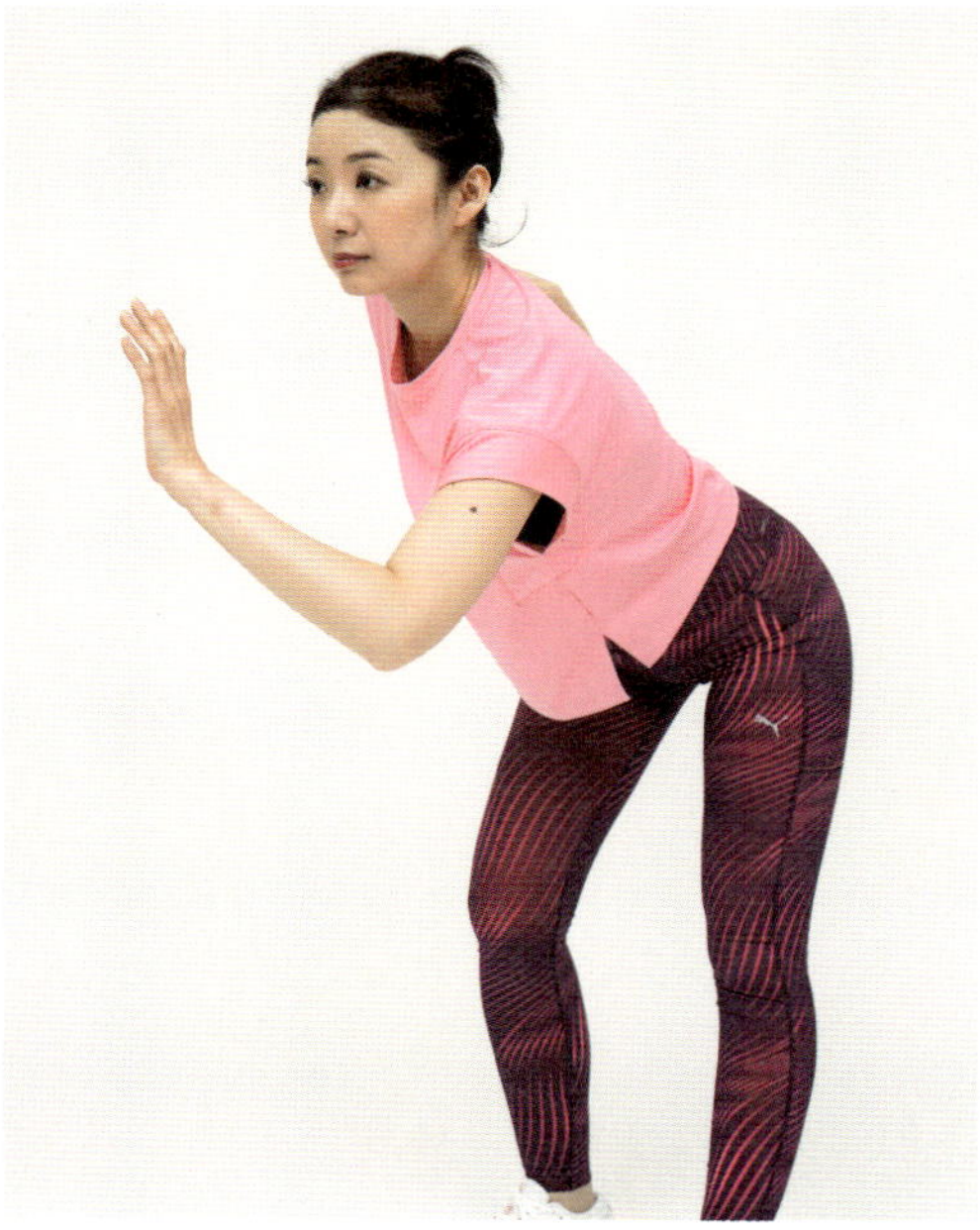

ENERGY UP FOOD

コラーゲン テールスープ

美肌はもちろん髪や爪のアンチエイジングにも有効なコラーゲン。じっくり煮込んだ国産テールから良質なコラーゲンをいただきましょう。

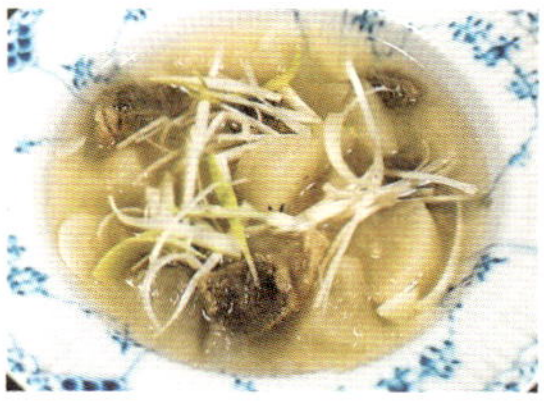

ENERGY UP 12 EXERCISE

表情が一気に華やかになる

表情筋のクセ解消フェイスアップ

年を重ねるごとに垂れてくる頬肉。食べ方や喋り方のクセによって、左右差が出てくることも。垂れたほうれい線はどうしても老けた印象になります。今すぐ日々のスキンケアにフェイスアップを取り入れて。同時に唾液腺も刺激すれば誤嚥や歯周病予防にも。マッサージクリームやオイルをたっぷり塗ってから始めましょう。

回数　4回

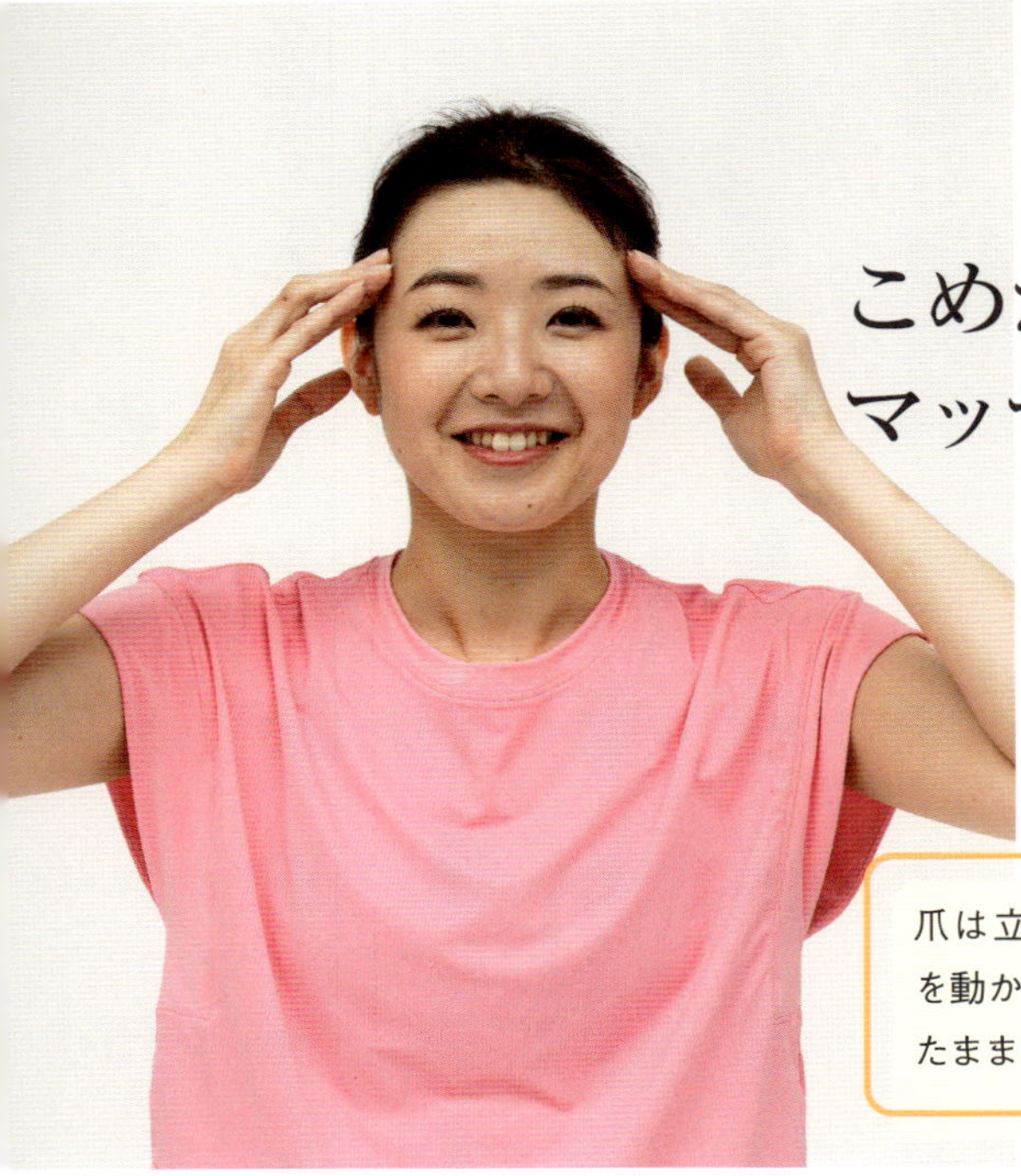

1 こめかみをマッサージする

耳の上のこめかみのあたりを、３本の指の腹でやさしくマッサージする。

POINT

爪は立てずにやさしく頭皮を動かしてみて。椅子に座ったままでもOK

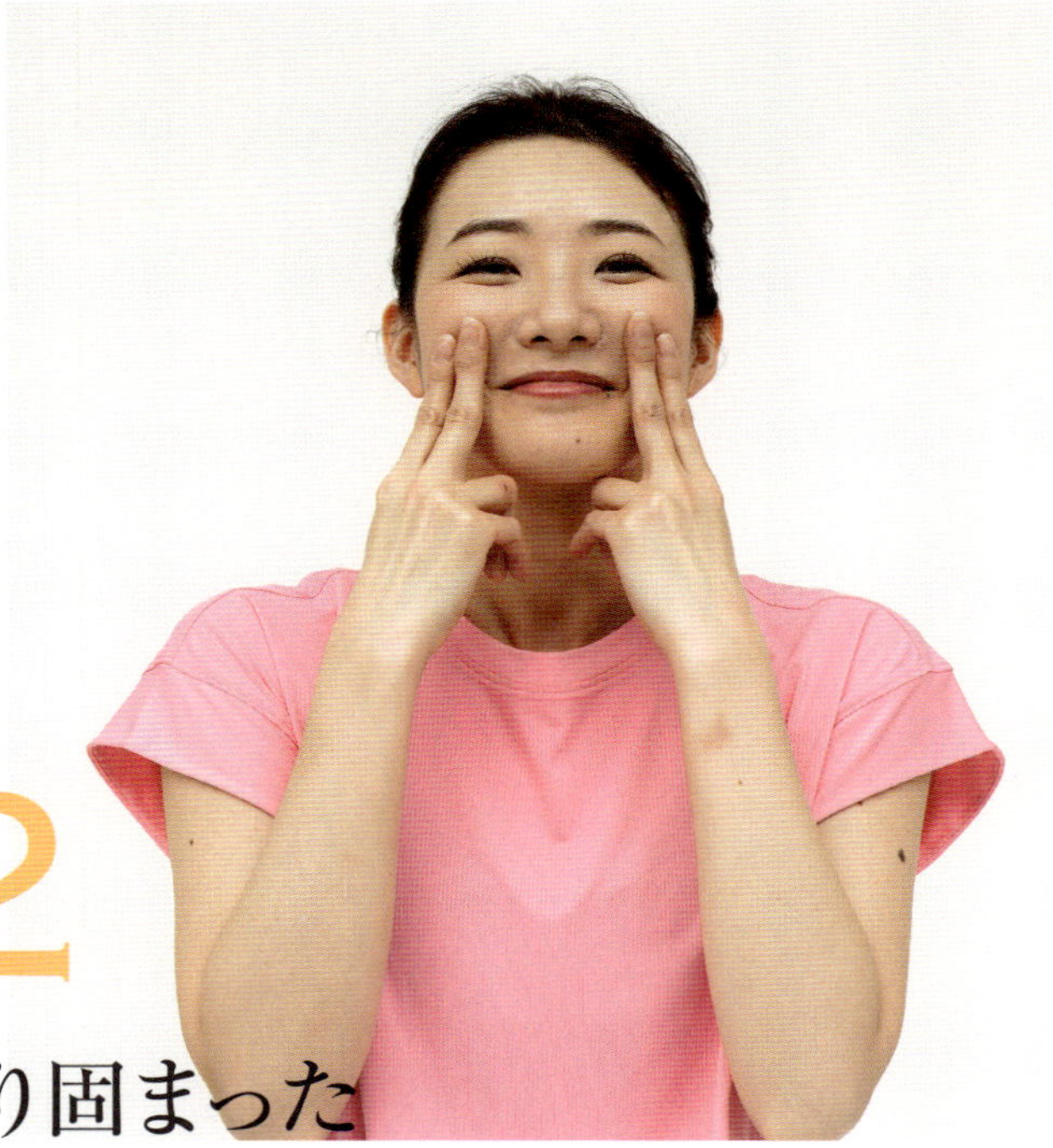

2 凝り固まった頬の筋肉をほぐす

指２～３本を使って下から頬骨をぐっと押し上げる。普段の食事や会話で疲れている頬の筋肉をほぐしてあげて。

POINT

凝っている感じはないか、左右差がないか確認しながら押し上げる。普段片方で食事を噛んでいる人は凝りに違いがあるはず。

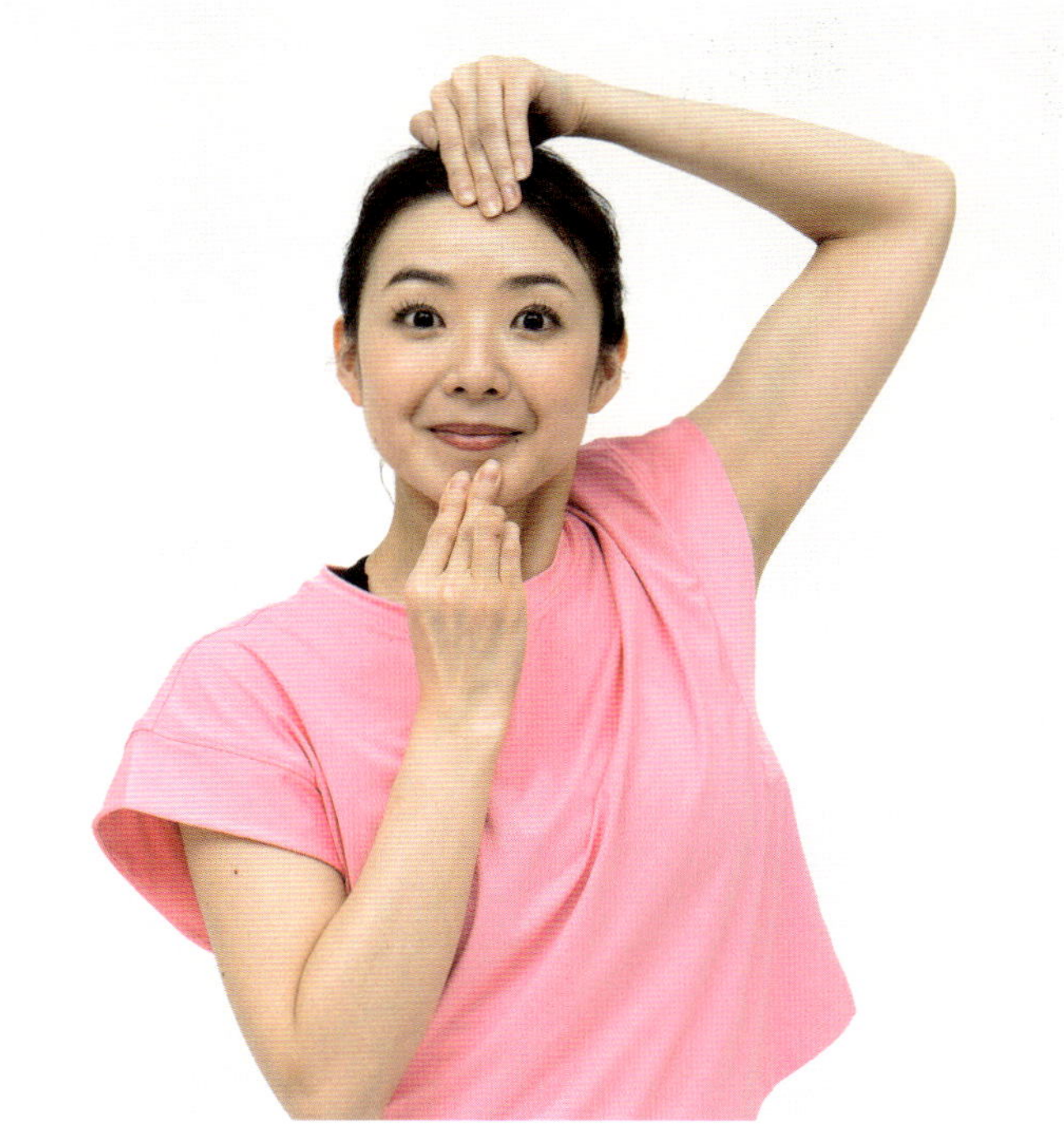

3

おでことアゴを上下に引っ張る

口を閉じ口角を上げた状態で、おでことアゴに手を添えて上下に引っ張る。変顔になればなるほどgood！　普段は使っていない筋肉の動きを感じて。

4

アゴからこめかみにかけて刺激する

最後に手の甲側を使ってアゴからこめかみに向かって手をすべらせて、フェイスラインを整えるイメージで。アゴまわりにある唾液腺を刺激して。

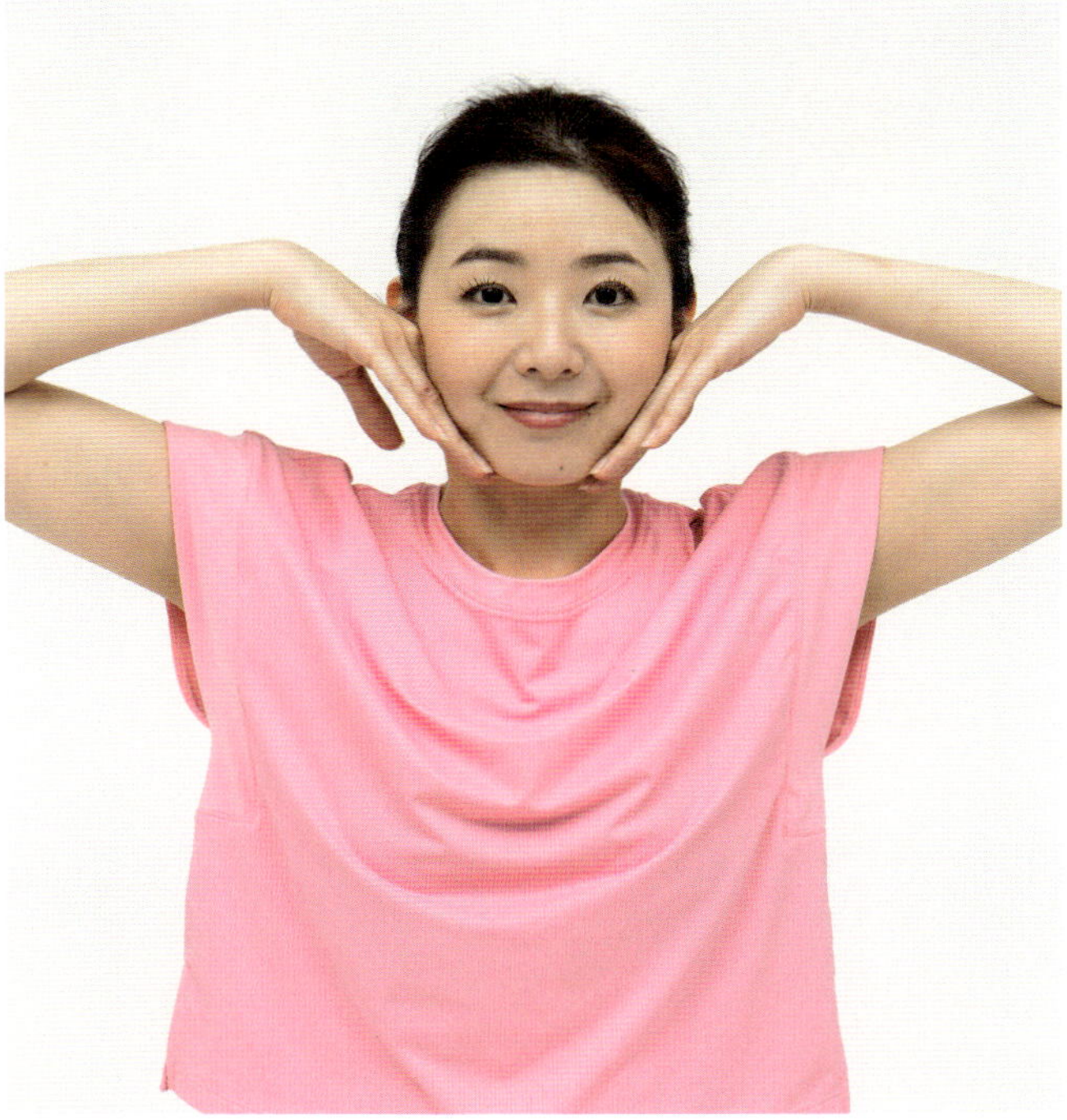

POINT

アゴから耳下にかけてある唾液腺をマッサージすると、唾液が分泌され口腔ケアになるだけでなく、口まわりの筋肉がほぐれて小顔効果も。

ENERGY UP FOOD

サフランライス

サフランは女性にとって嬉しい効能が多い漢方。おにぎりにしても美味しいですし、カレーや和食にも合います。

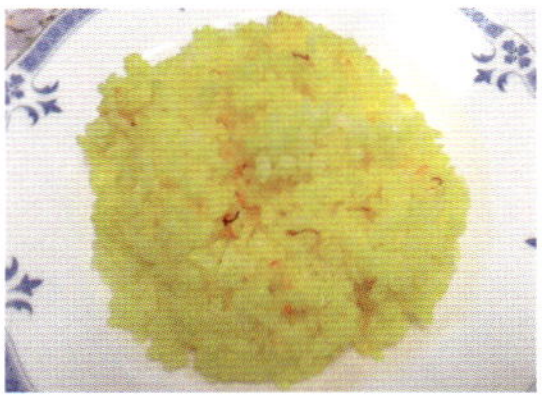

IMPORTANT

TOPIC

食事を整える

食材一つひとつに向き合ってみると、本当の美味しさ、贅沢さが実感でき、今の自分に必要な栄養素を選ぶことができます。五感を使って食べる幸せを感じましょう。

料理をつくることは、実は「五感」を磨く素晴らしい行為です。視覚、味覚、嗅覚、触覚、聴覚——私たちは食事を通じて、日々これらの感覚をフルに使っています。

例えば、食材の色や形を見る「視覚」、香りを楽しむ「嗅覚」、噛む時の音を感じる「聴覚」など、料理や食事は五感を目覚めさせる時間なのです。そして、これらの感覚を使い続けることが、心も体も若々しく生きる力につながります。

毎日の生活に「歩くこと」と「食べること」は欠かせません。ですが、睡眠時間をけずって仕事に明け暮れていた昔の私は、出張も多く、食事はほとんど外食。気付けば味の濃いものばかり食べていて、体調を崩しがちになりました。人間の体は食べるものでできているのに、その源をおろそかにしていて、内側のエネルギーが枯渇していたのです。

そこからはなるべく自炊を意識して、調味料にもこだわり、あれこれ試してオリジナルレシピをつくっては、教室の生徒さんに料理をふるまいました。すると「美味しい、美味しい」と喜んで食べてくださるのです。食事は人を幸せにするものなんだと、腑に落ちた瞬間でした。

この本では、体にいい食材やおすすめの調理法を随所で紹介しています。私が料理をする際に意識しているのは、なるべく調味料を抑えて素材そのものの味を生かすことです。手軽な味付け調味料が豊富にある現代ですが、あえて食材一つひとつに向き合ってみた時に、本当の美味しさ、本当の贅沢さ、そして体が喜ぶ栄養の摂取を実感できるのだと思います。少しでも食への意識を高め、五感で幸せを感じる時間を増やしていきましょう。

なるべく控えたい食材や調味料

砂糖や添加物、体を冷やす冷たい飲み物の摂りすぎには注意しましょう。食事に甘味が欲しい時は少量のハチミツを代用したり、スイーツを作るなら季節の果物を使ったりしてはどうでしょうか。私はよくフルーツパウンドケーキや無糖ヨーグルトとフルーツの組み合わせをいただきます。

夏場になると冷たい飲み物ばかり飲んでしまいがちですが、内臓が冷えて栄養の吸収が低下する可能性も。基礎代謝が下がって肩凝りや冷え性が悪化するなど、あまり良いことはありません。夏場でもなるべく常温のお水や、少なめの氷を意識してみてください。

積極的に食べたい食材や調味料

私がおすすめする食材のひとつが「サフラン」という漢方です。サフランには血行の流れを良くする作用があり、冷え性や肩凝りなどでお悩みの方、肌のくすみが気になる方には特におすすめです。またホルモンバランスも整えてくれるので、生理不順や生理痛がつらい女性にとっては強い味方。少量を意識して摂ってみてください。また、ブロッコリーはとても栄養素が高い身近なスーパーフードです。ビタミンやタンパク質、食物繊維などが豊富に含まれています。健康はもちろん美容にも嬉しい食材です。毎日の食卓にぜひブロッコリーを取り入れてみましょう。

意外と使える優秀な代替品

最近は非常に優秀な代替商品が多く出ています。例えば、ピザシートの替わりに米粉や野菜を使ったシートがあります。アレルゲンが気になる方にもおすすめです。パスタに使えるグルテンフリーのキビ麺も美味しいです。

また、良質な油にもこだわりましょう。サラダ油は避け、アマニ油やゴマ油、オリーブオイルやココナッツオイルなどを使い分けるのがおすすめです。普段摂っている油の質が、脳の働きにも影響すると言われています。その他にも、お肉の替わりに大豆ミート、お米やパンの替わりにオートミール、同じチョコでも高カカオチョコを選ぶのもおすすめです。

COLUMN 03

美を完成させる
最後のピースは
立ち居振る舞い

美しさをつくるのは、見た目だけではありません。引き締まったスタイルやたるみのないいきいきとした表情ももちろん大切ですが、そこに立ち居振る舞いが調和してこそ、本来の魅力が引き立ってきます。特に、人の印象を大きく左右する振る舞いは、「歩き方」です。

年齢を重ねると、どうしても歩幅が狭くなり、膝も上がらなくなってきます。街を歩いている時、ふとショーウインドーに映る自分の姿を見て、丸まった背中や曲がった膝にドキッとしたことはありませんか。そのような変化は、自分ではなかなか気付きにくいものですが、周囲の人からすると意外と強く印象に残るものです。歩幅が狭くなることで一歩一歩の動作が小さくなり、歩数が増えてせかせかと歩いていると、心までも忙しなくなってしまいます。どんなにおしゃれをして着飾っても、歩き方のアンチエイジングができていなければ、魅力は半減してしまうのです。

だからこそ、正しい歩き方を身につけることが大切です。例えば、腸骨を意識しながら歩くことで、腰まわりの可動域が広がり、自然と歩幅も広がります。歩幅が広がると、同じスピードで歩いていても、どこか落ち着きのある雰囲気やエレガントな立ち居振る舞いへと変わっていくでしょう。

また、骨盤を左右にバランスよく動かすことで、姿勢が整い、筋肉のバランスも改善されるため、疲れにくい体を手に入れることができます。結果として、心にも余裕が生まれ、誰と比べるわけでもない自分らしい美しさで年を重ねることができるのです。

50代以上の女性が「美しさ」について語る時、「もう年だから」と諦めてしまうのは本当にもったいない。美しさは決して年齢に縛られるものではなく、日々のちょっとした心がけやセルフケア、そして心持ち次第で大きく変わります。私も70歳を超すと、まわりからいろいろ心配されるのですが、「何言ってるの、私はまだまだ現役よ」という気持ちでいます。これほどのエネルギーがいったいどこから湧いてくるのかと言えば、やはりしっかりと軸をつかんだ歩き方をして、日常の運動や食事で体を整えていることが大きく関係していると思うのです。

歩き方のアンチエイジングは、効果が出るのが早いですよ。一日でも早く始めていただきたいですね。

第4章

脳を整える

脳を整えるためには、総合力が必要です。例えば、ひとつの分野に突出して優れているというタイプの人はたくさんいると思いますが、生きていく上では一点突破ではなく、総合的なバランスが大切です。

具体的には、左脳だけでなく右脳も使うこと。視覚だけでなく、触覚や聴覚なども磨くこと。論理的な視点だけでなく、精神的な視点も持つこと。そうやって、偏った機能だけでなく、異なる機能とのバランスをとりながら物事を考えたり決断したりすることが、人生を前に進める力になるのです。

また、美しい絵を見たり、コンサートを聴きに行ったり、丁寧に調理された料理を食べたりといった経験はすべて脳に届いています。目、耳、鼻、口、体で「いいな」と感じることが、脳に刺激や癒しを与え、結果として「整える」ことにつながるのです。

ところが、年を重ねるにつれて物事に対する慣れやクセが出てきて、いつも同じやり方や考え方、行動スタイルになってしまってはいないでしょうか。これでは、脳の使っていない部分がどんどん衰えてしまいます。

では、どうやって普段使っていない思考を活性化させればいいのでしょうか。そこでアプローチしてほしいのが体です。思考を動かすことは難しいですが、物理的に見える手足なら、動かすことはそこまで難しくないと思います。

この時、思うように動かない筋肉、難しいと感じる動きがあるなら、それは脳にも刺激がほとんど届いていない状態ということ。その部分を鍛えることで、体が整うのと同時に、脳のバランスも整ってくるのです。

私が開いているウォーキング教室にはじめて参加される生徒さんの中には、エクササイズやウォーキングをするにつれて、あくびが出る方がいらっしゃいます。私はそれを悪いこととは思いません。おそらく、今まで使っていなかった脳が活性化しはじめ、より多くの酸素を求めだしたサインなのです。それくらい、体と脳は密接に関わっていて、すぐに変化の兆しが現れます。

この章では、教室でも多くの生徒さんにチャレンジしてもらった脳のバランスを良くするための動きを紹介します。普段はやらない動きばかりですから、ゲームや脳トレのような感覚で、楽しくトライしてみてください。今まで使っていなかった脳の働きを刺激し、物事をバランスよく考えられる力、困難な状態の中でも判断して前に進める力を高めていきましょう。

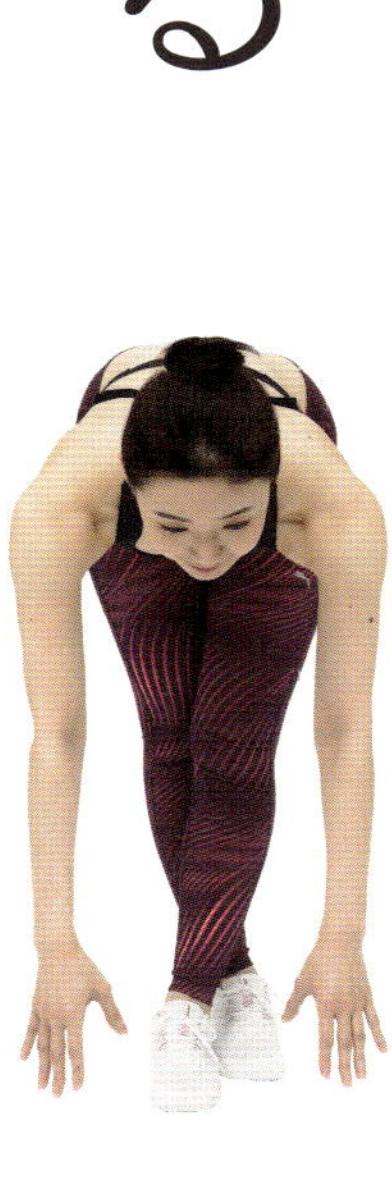

ENERGY UP EXERCISE 13

脳も体もバランスが整う
右脳左脳グーパー

手と足で左右バラバラの動きを同時に行うことで、軸を鍛えるトレーニングをしながら脳トレにもなるエクササイズです。集中しすぎて呼吸が止まらないように注意。右半身、左半身、上半身、下半身、さまざまな部位を同時に意識することで、脳に送る神経回路もバランスよく鍛えられます。

回数 4回

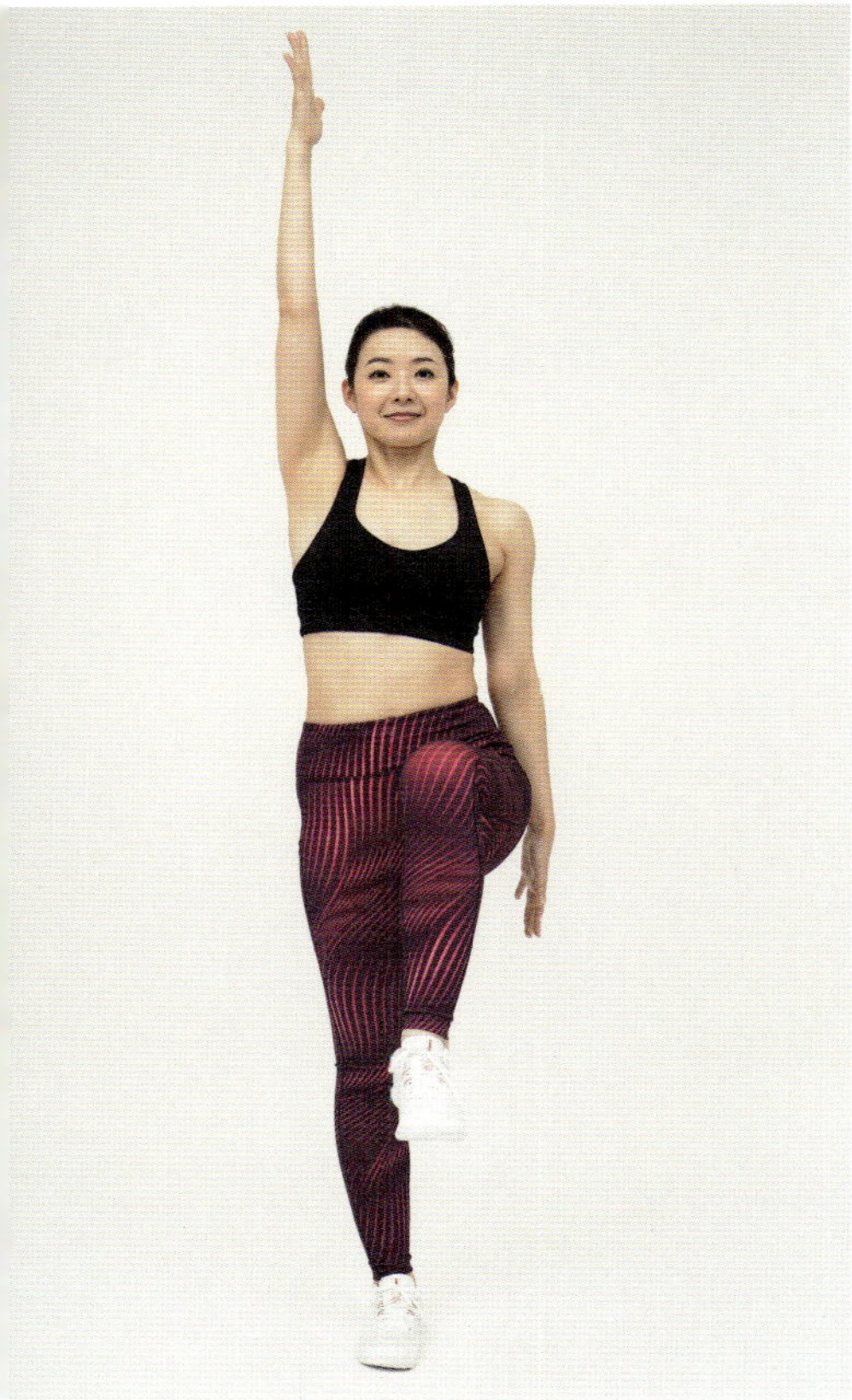

1

右手をパーで上げて左足を上げる

右手をパーにしてまっすぐ上に伸ばすと同時に、左足を90度上げて８秒キープ。

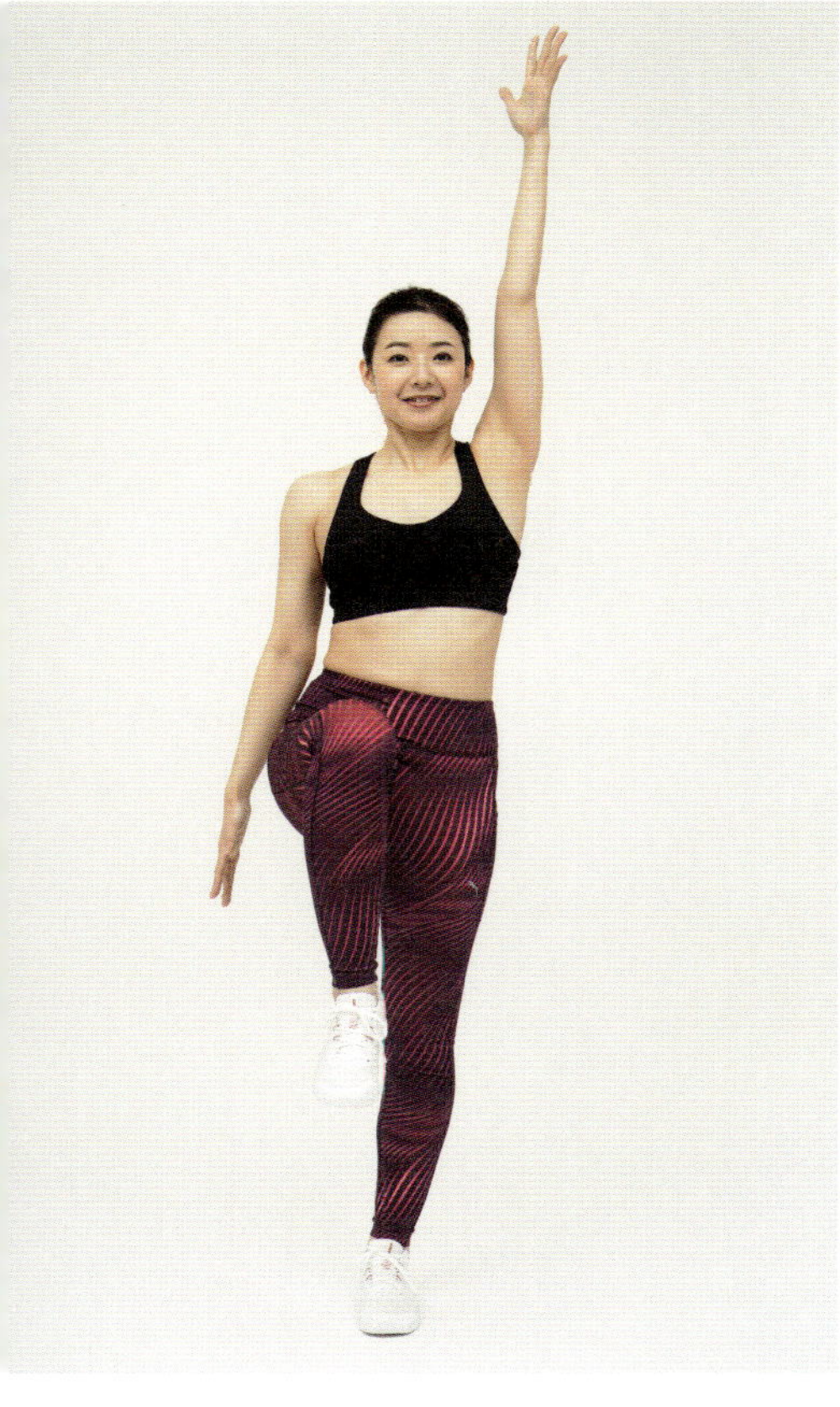

2

左手をパーで上げて左足を上げる

手足を戻し、逆に左手をパーにしてまっすぐ伸ばすと同時に、右足を90度に上げて８秒キープ。

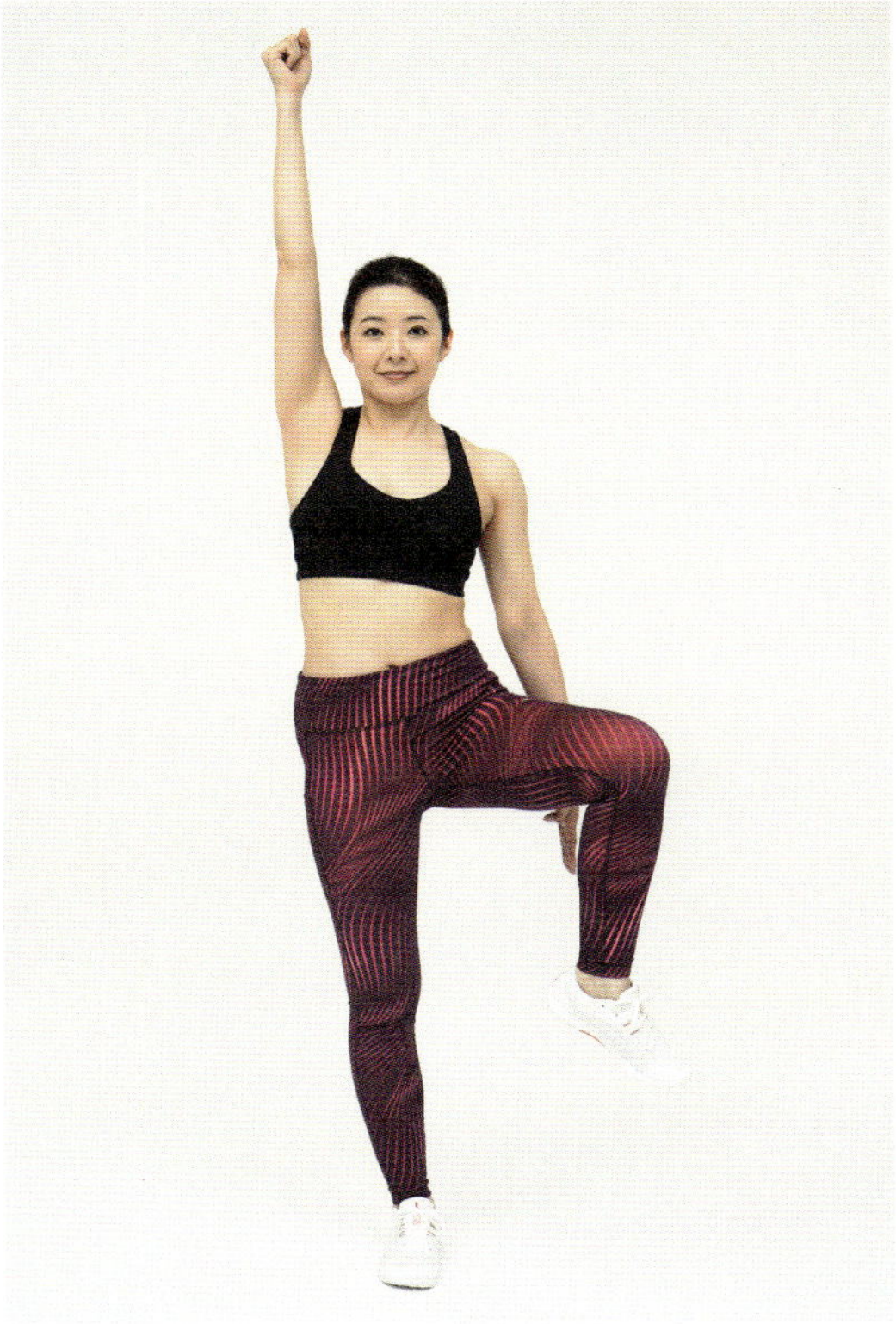

3

右手をグーで上げて左足を横に開く

次は右手をグーの状態でまっすぐ伸ばし、左足は横に90度に開いて8秒キープ。

POINT

上半身が左側に倒れないように、内ももに力を入れて立つことを意識する。

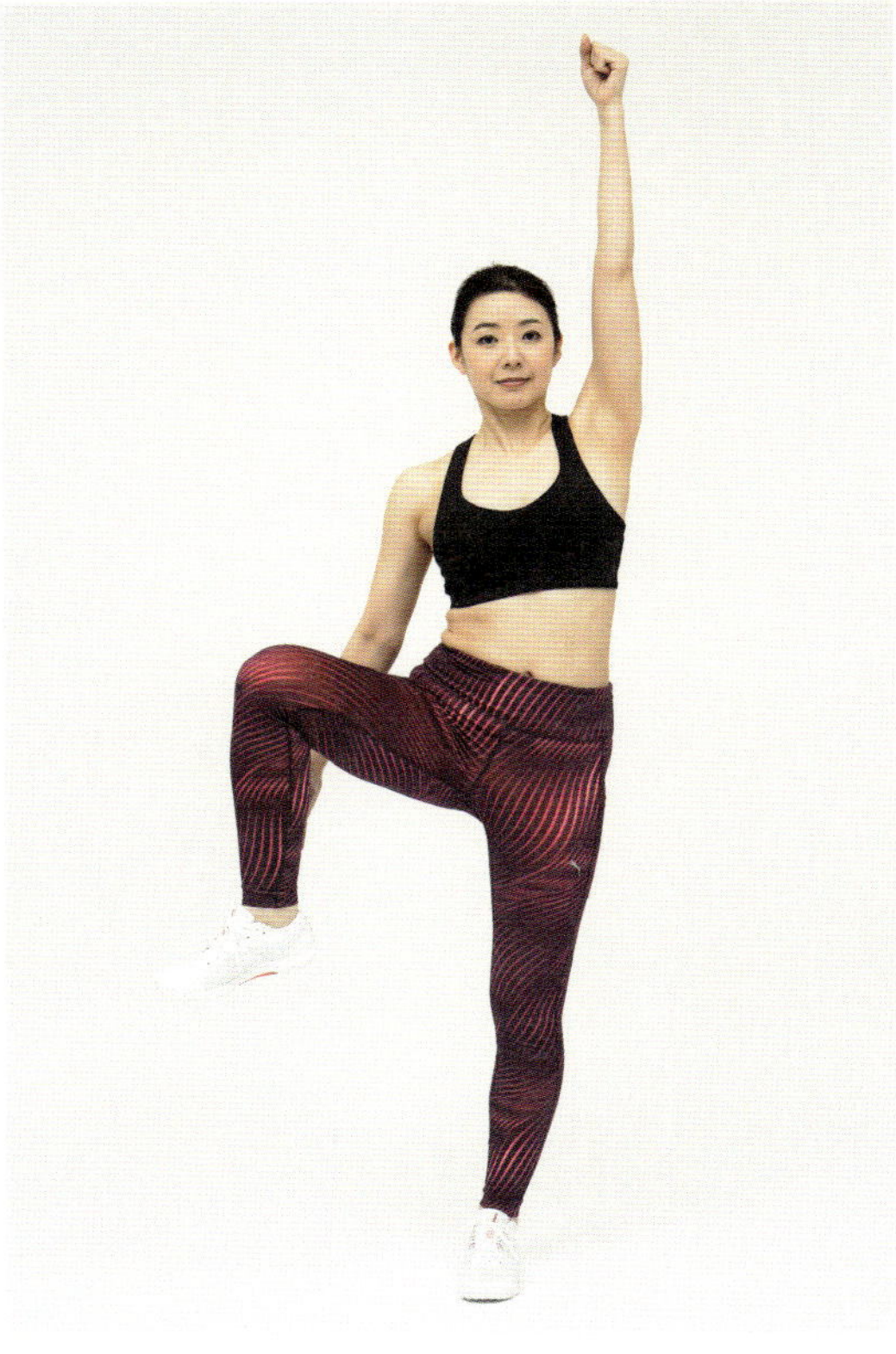

4

左手をグーで上げて右足を横に開く

手足を戻して入れ替える。左手をグーにして上に伸ばし、右足を横に90度に開いて8秒キープ。ここまでで1セット。

POINT

骨盤の力が抜けてしまうと効き目が半減。骨盤がまっすぐ立っている状態をキープして。

ENERGY UP FOOD

鮭のキノコ蒸し

高タンパク質で低脂肪の甘塩鮭は美容の強い味方。脳にいい脂も摂れます。もっともおすすめの食べ方は野菜と一緒に蒸すこと！

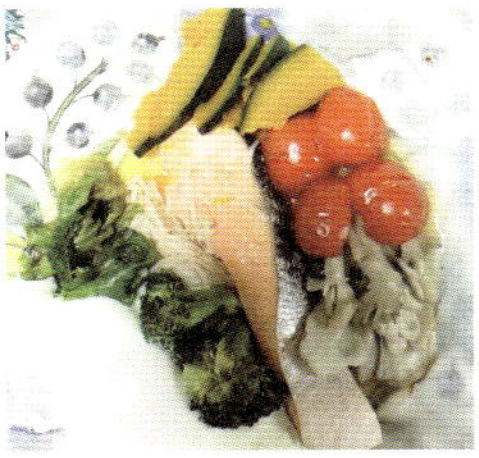

ENERGY UP
14
EXERCISE

1日1回セルフ姿勢矯正

壁はりつき姿勢チェック

壁を使って正しい姿勢に整えるエクササイズです。筋肉が衰えてくると、反り腰になったり背中が丸まったりしますが自分ではなかなか気付けません。壁を使って自分の姿勢をチェックすれば、すぐに体の弱点が見えてきます。本来の楽な姿勢に戻るために1日1回行ってみてください。

回数 1回

1

壁に背面をくっつけて立つ

壁に、かかと、ふくらはぎ、お尻のトップ、肩、頭が付くようにして立つ。付きにくいところがあればそこが体の弱点。腹筋に力を入れて調整してみて。

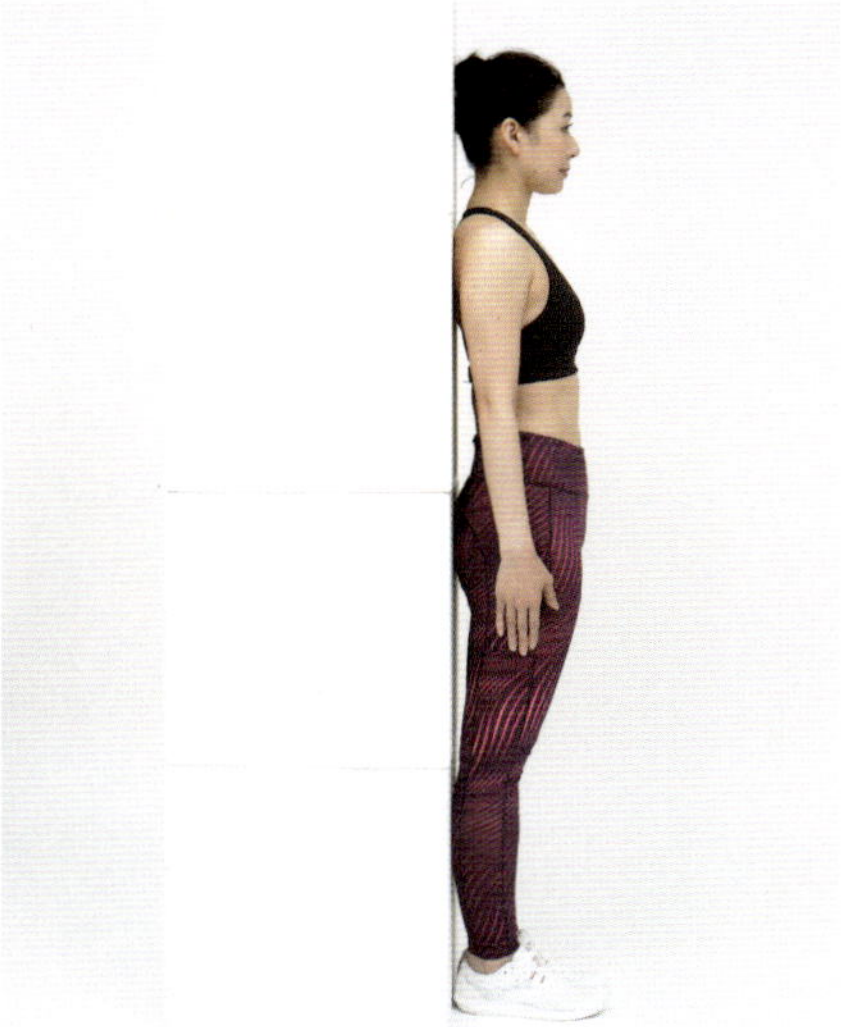

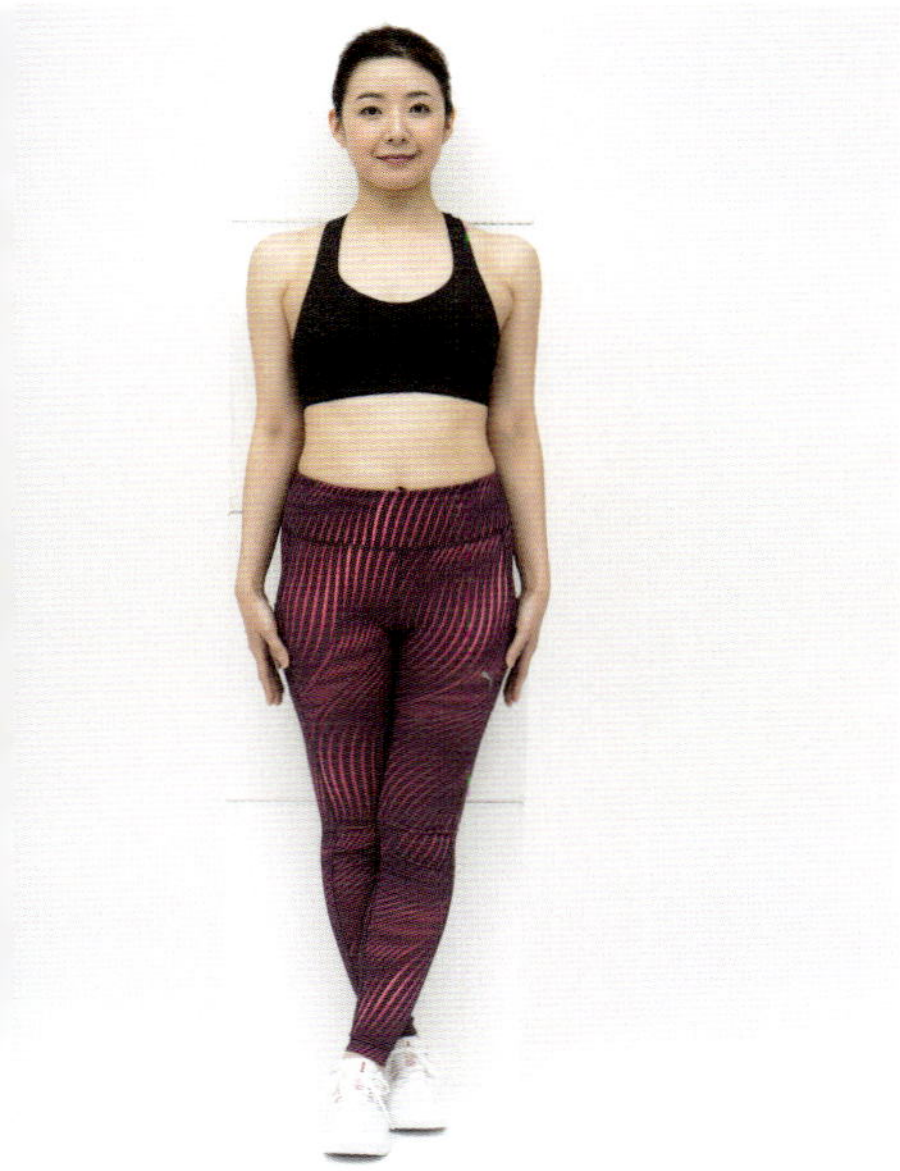

2

足をクロスして前屈する

足をクロスにして立ち、そのままゆっくり地面に手を伸ばす。

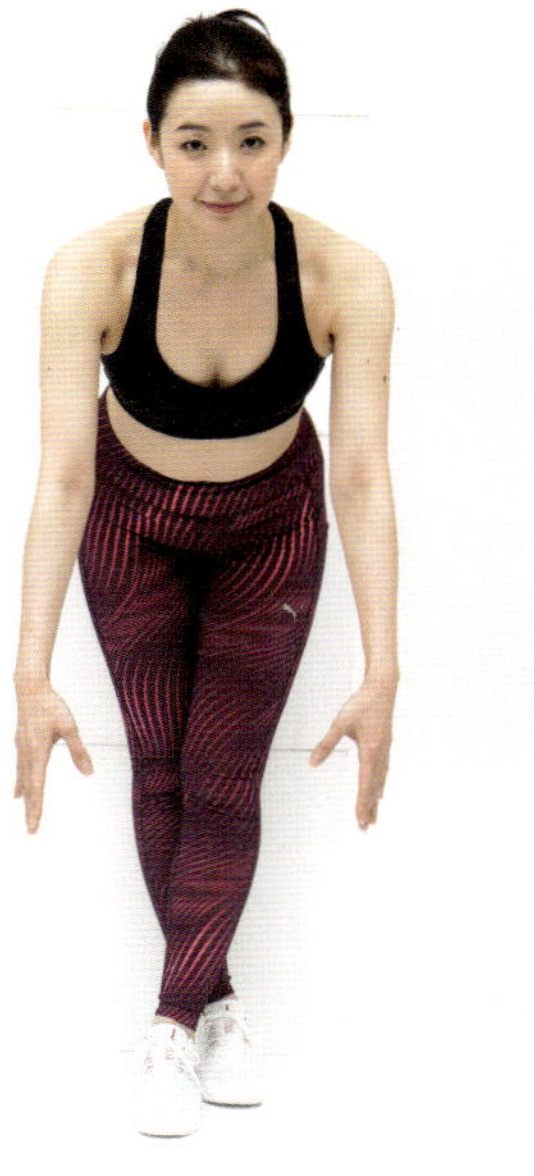

POINT

背面に壁があることでお尻に力が逃げることなく正しい姿勢をキープできる。

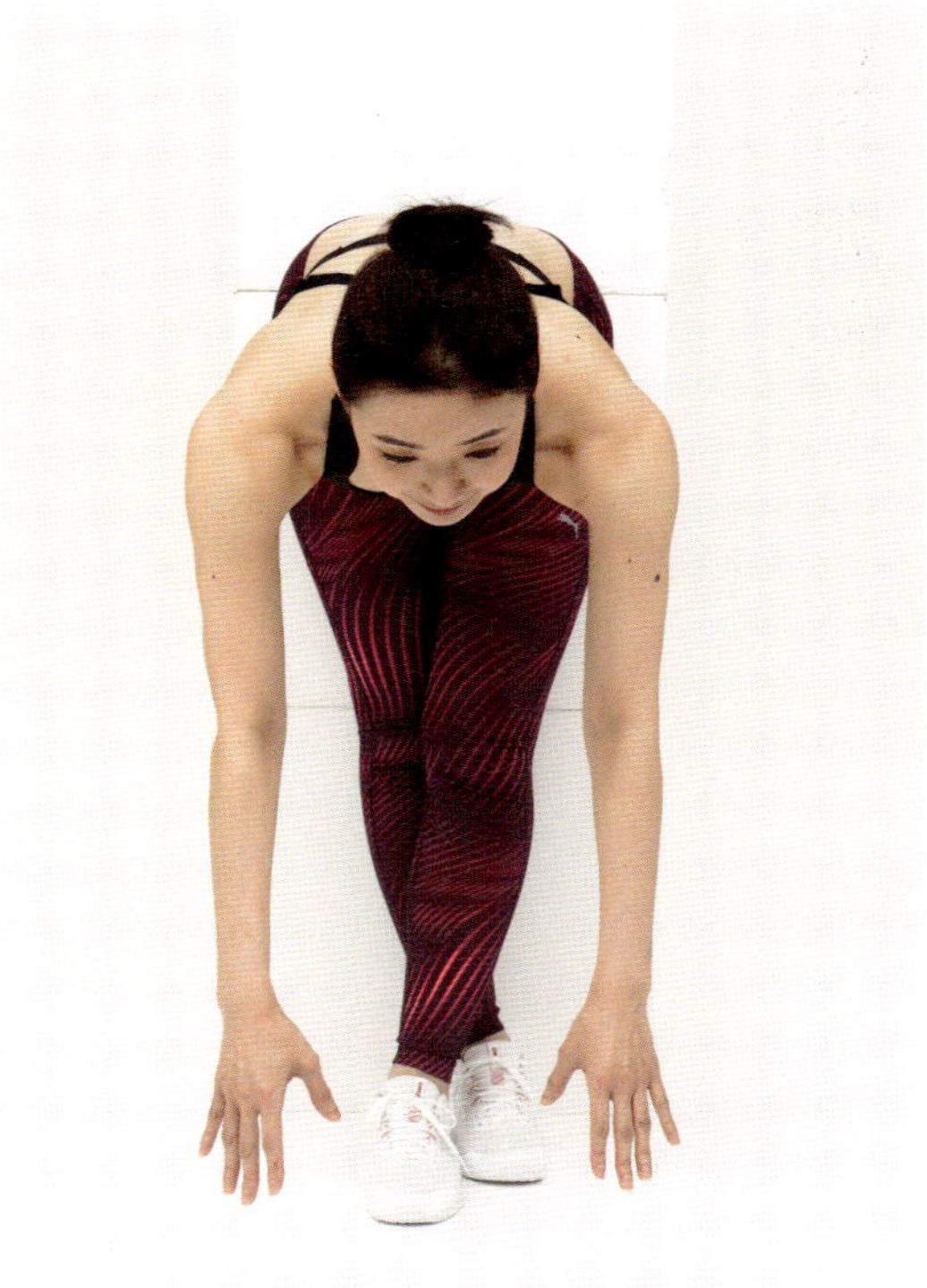

3

地面に手を伸ばす

無理せず、いけるところまで前屈する。呼吸は止めずに自然に吸って吐く。何歳になっても柔軟な体を目指してやってみて！

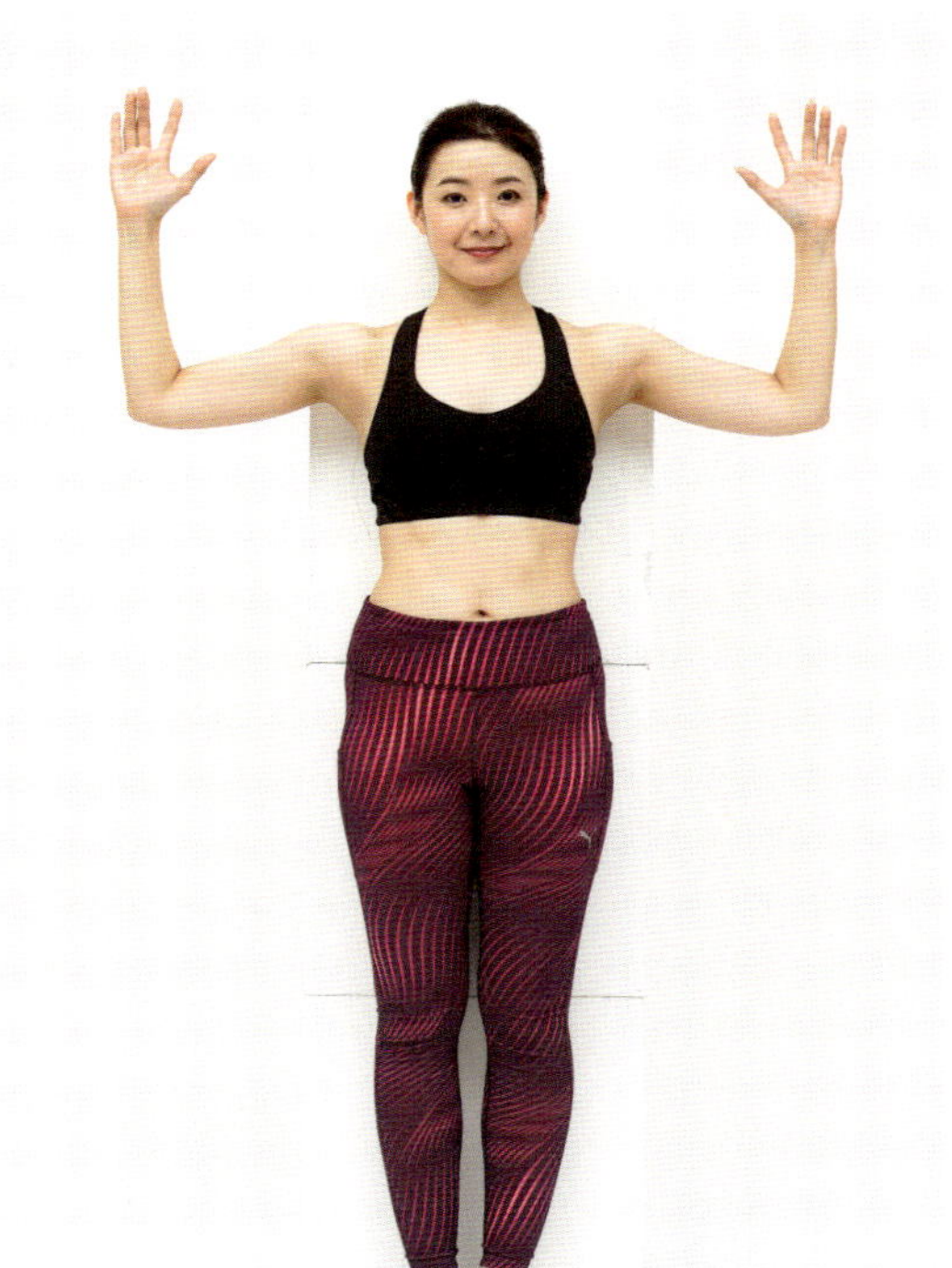

4

ゆっくり起き上がる

ゆっくり起き上がり、足を元に戻したらポーズを決めてフーッと息を吐き終了。壁から離れた一歩目から姿勢のよさを実感するはず。足を左右逆にして同じ動作を行う。

ENERGY UP FOOD

ブロッコリーのゴマかけ

ブロッコリーを茹でて黒ゴマで和えるだけの簡単料理。豊富なビタミンCや鉄分などが摂取できます。

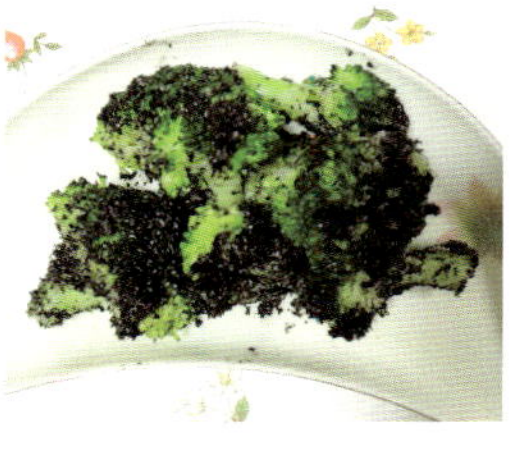

ENERGY UP 15 EXERCISE

気分の断捨離でパワーアップ

オーラ磨き＆気合いウォーク

人間の脳は物事をポジティブにもネガティブにも判断することができます。できるなら、いい思考を取り入れて、悪い思考は手放していきたいですよね。人生の主役は自分自身。オーラを磨くエクササイズで、自分が世界の中心であることを思い出しましょう。

回数 4回

1 自分のオーラを磨くように

歩きながらでも、足踏みしながらでもできます。頭上で大きな丸を描くように両腕を構えたら、自分のオーラを磨くイメージで両手で交互に空間をなでる。

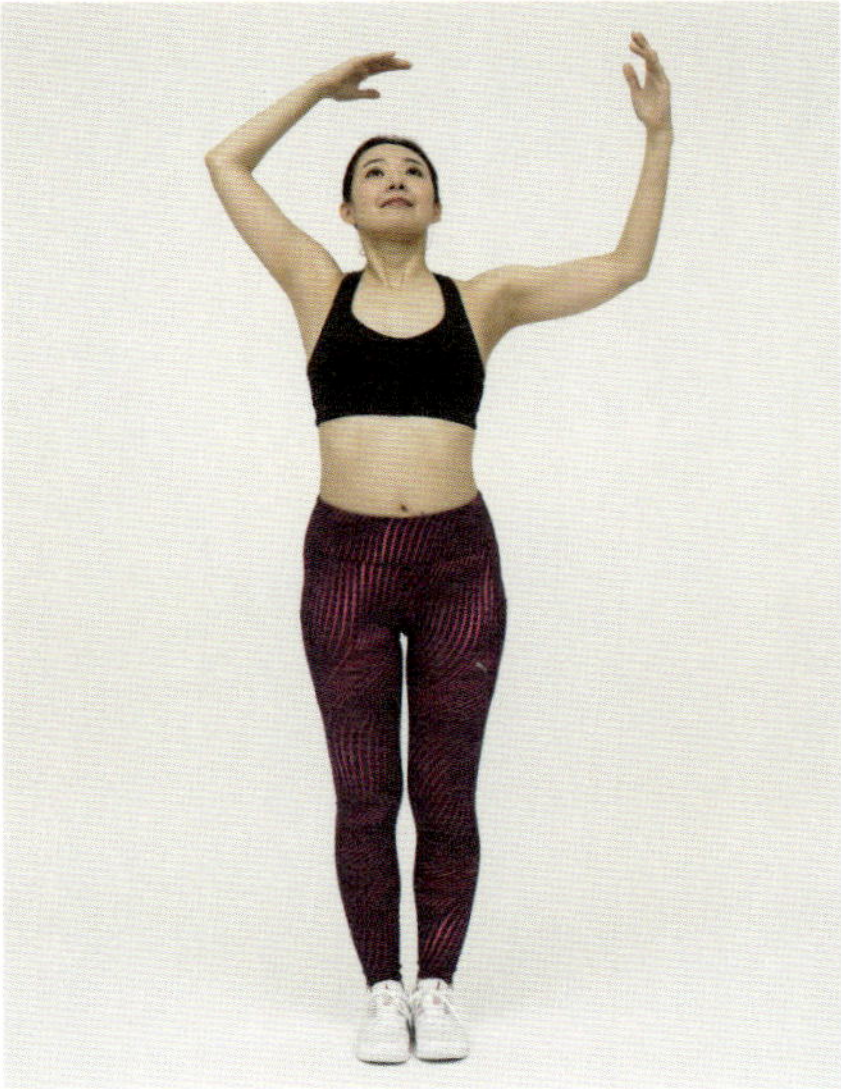

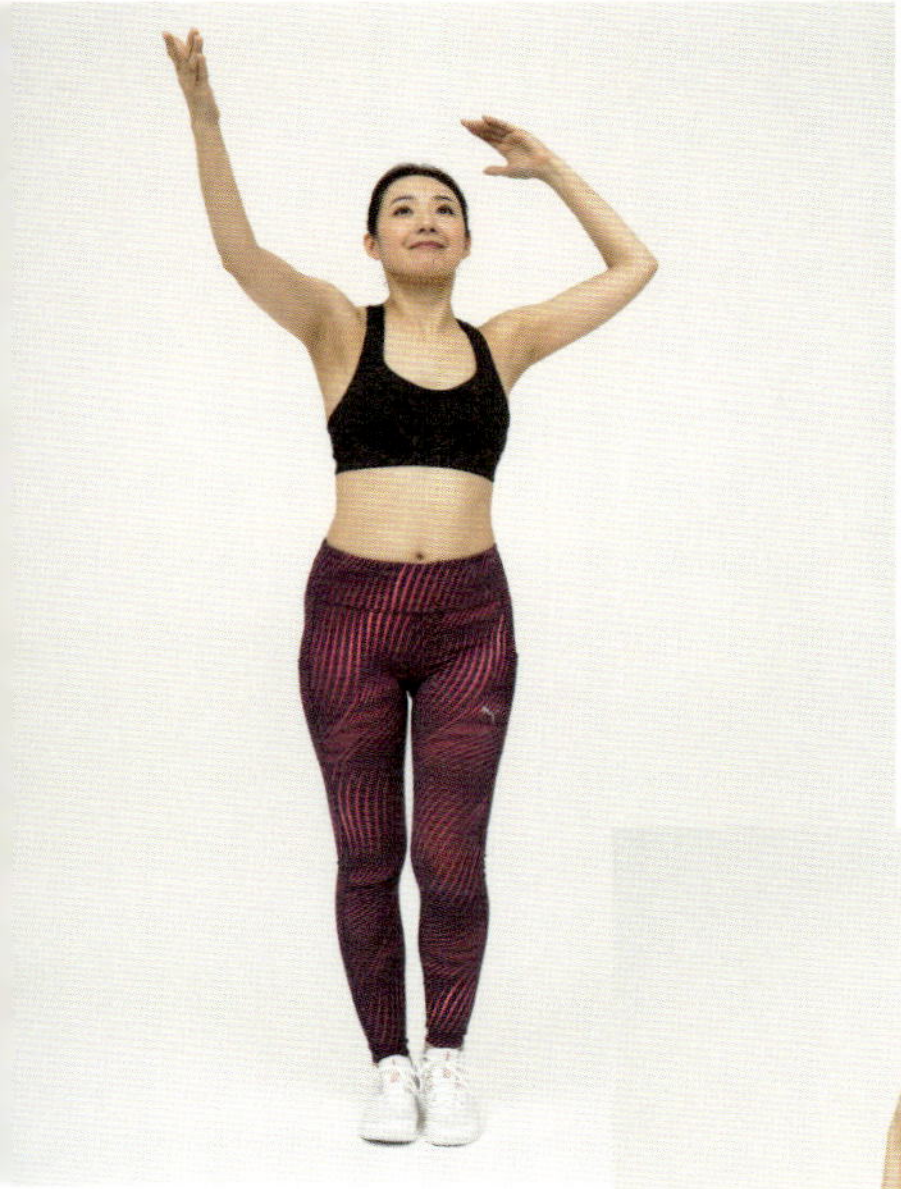

2 ポジティブな意識を取り込む

人生を豊かにするポジティブな情報や意識を脳に取り込むイメージで、両腕をまぁるく動かす。胸を張って堂々と！

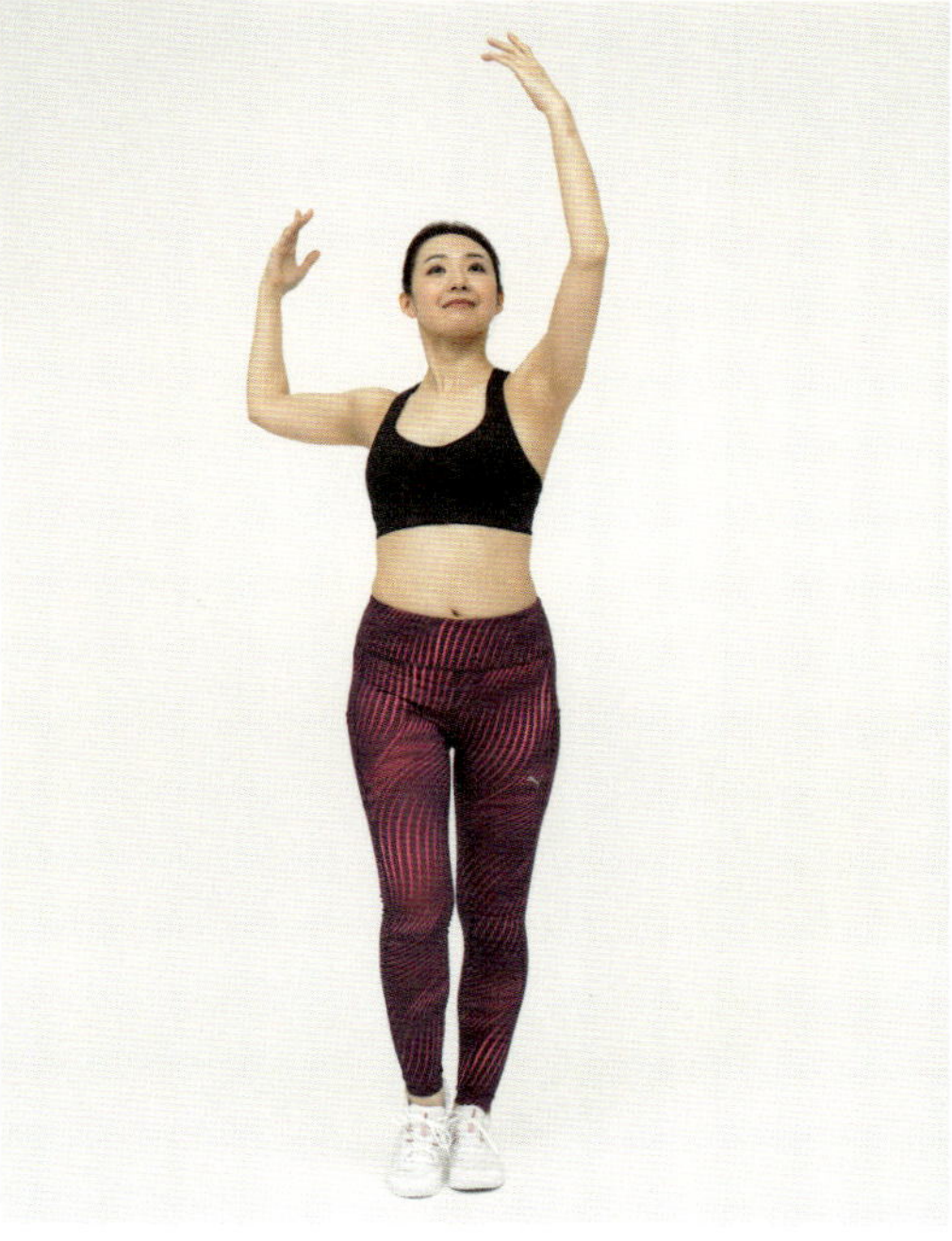

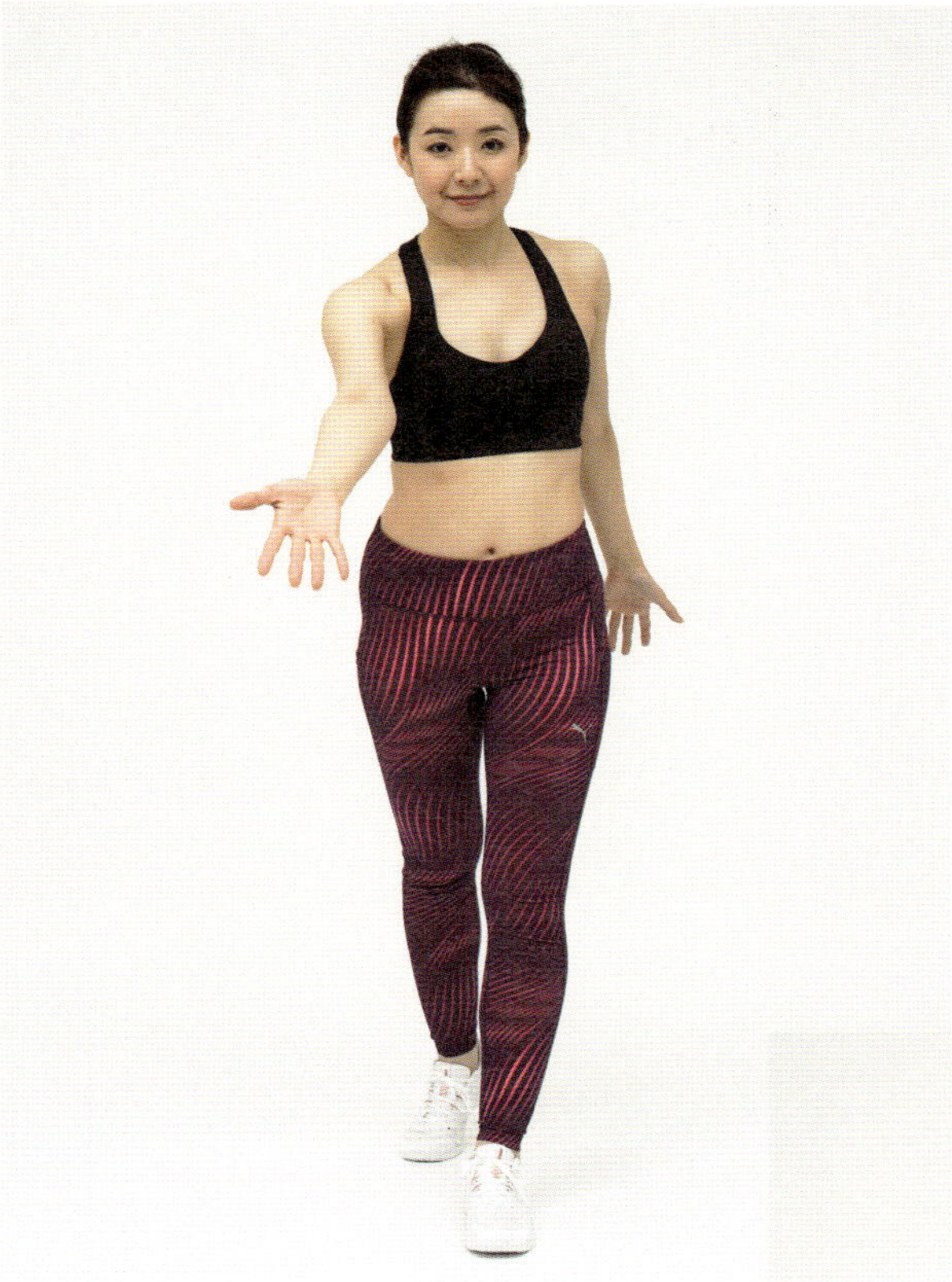

3

不要なエネルギーを思いっきり捨てる

次は不要なエネルギーを捨てるポーズ。ボーリングの玉を転がすように、気合いを入れて思いっきり捨てる。丹田に力を入れて息をハッと吐き出そう。

頭で考えるだけではポジティブになれない。体の動きと連動させて、ポジティブなものを取り入れ、ネガティブなものを力強く捨てることで、脳にもその信号が届く。

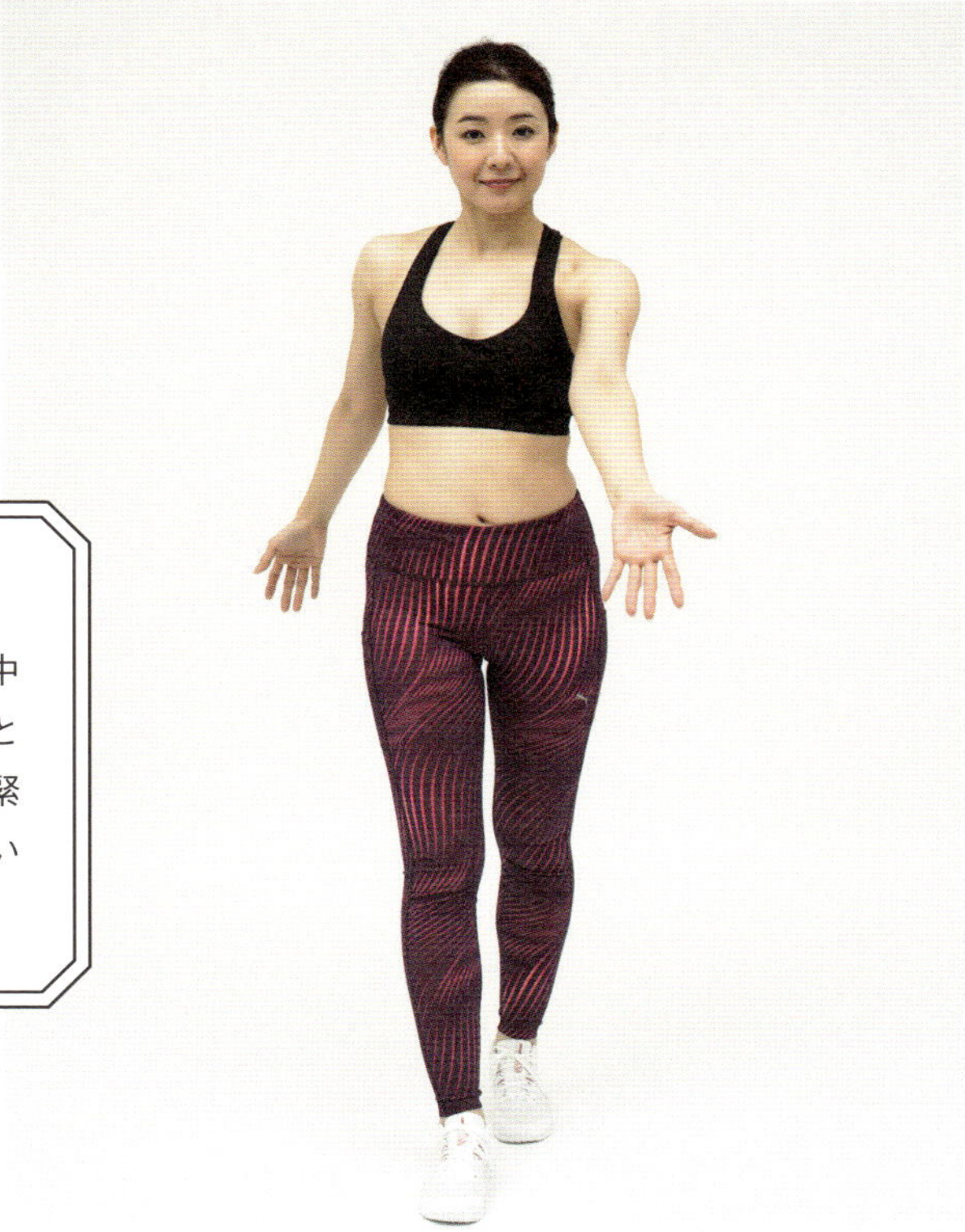

丹田とは

おへその指3本下あたりにあるエネルギーの中心点と考えられる場所。「どっしりと構える」と言った表現は丹田の重要性を指している。緊張する場面で平常心を保ちたい時や、気合いが欲しい時などに意識したい場所。

ENERGY UP FOOD

いいオイルでペペロンチーノ

オリーブオイルとニンニクでペペロンチーノをつくったら、仕上げに適量のアマニ油とMTCオイルをかけて。良質な油は脳機能の向上をサポートします。

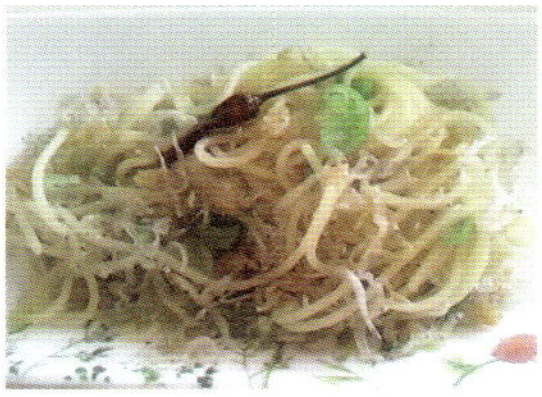

ENERGY UP 16 EXERCISE

第2の脳といわれる腸を刺激する

快腸パンチダンス

腸は「第2の脳」と言われています。脳からの指令を待たずして消化や排泄などを判断する「考える臓器」なのです。一説によると、腸内環境が脳に感情のサインを送っているとも言われています。パンチダンスのエクササイズで骨盤内の血行をよくし、腸を刺激して、脳にもいい刺激を送りましょう。

回数 4回

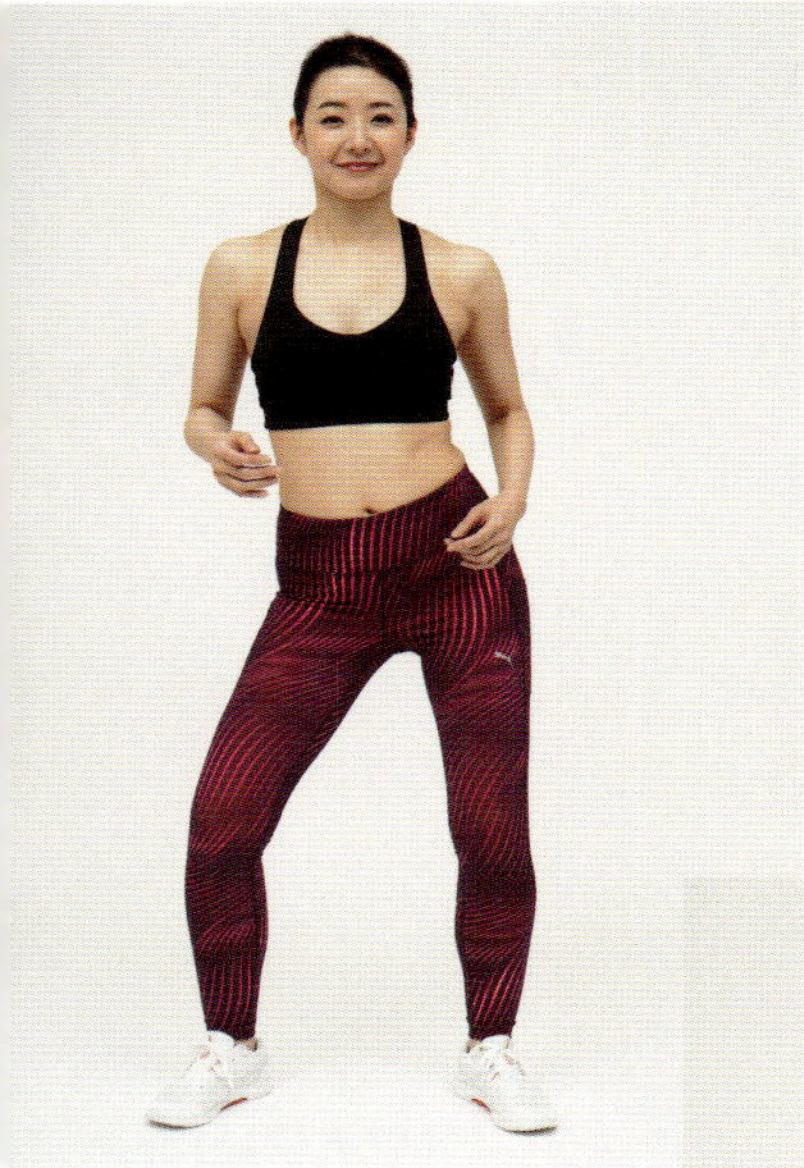

1 横腹にしわを寄せる

足を肩幅くらいに開き、腰を左右にクイックイッと動かす。横腹にしわが寄るくらい腰を入れて。下半身は腰の動きに合わせて柔軟に動かす。

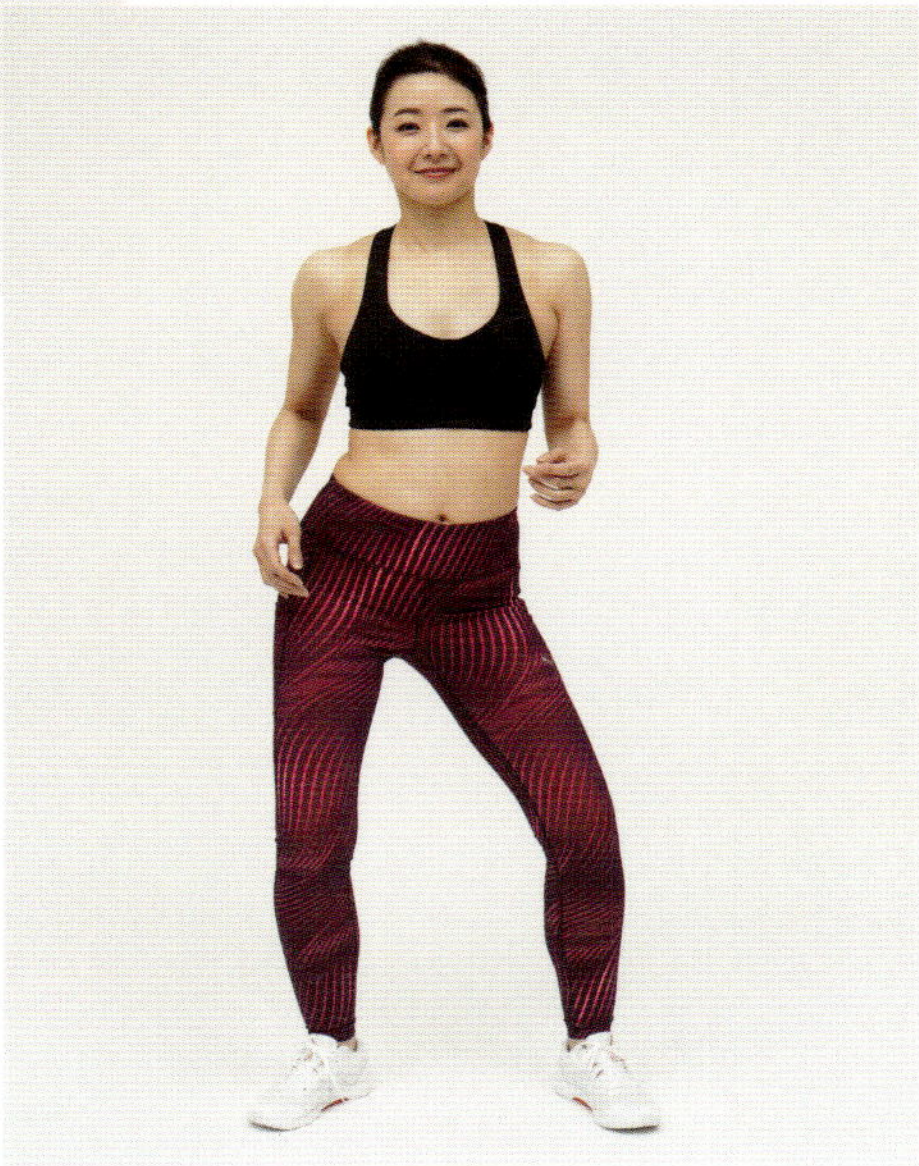

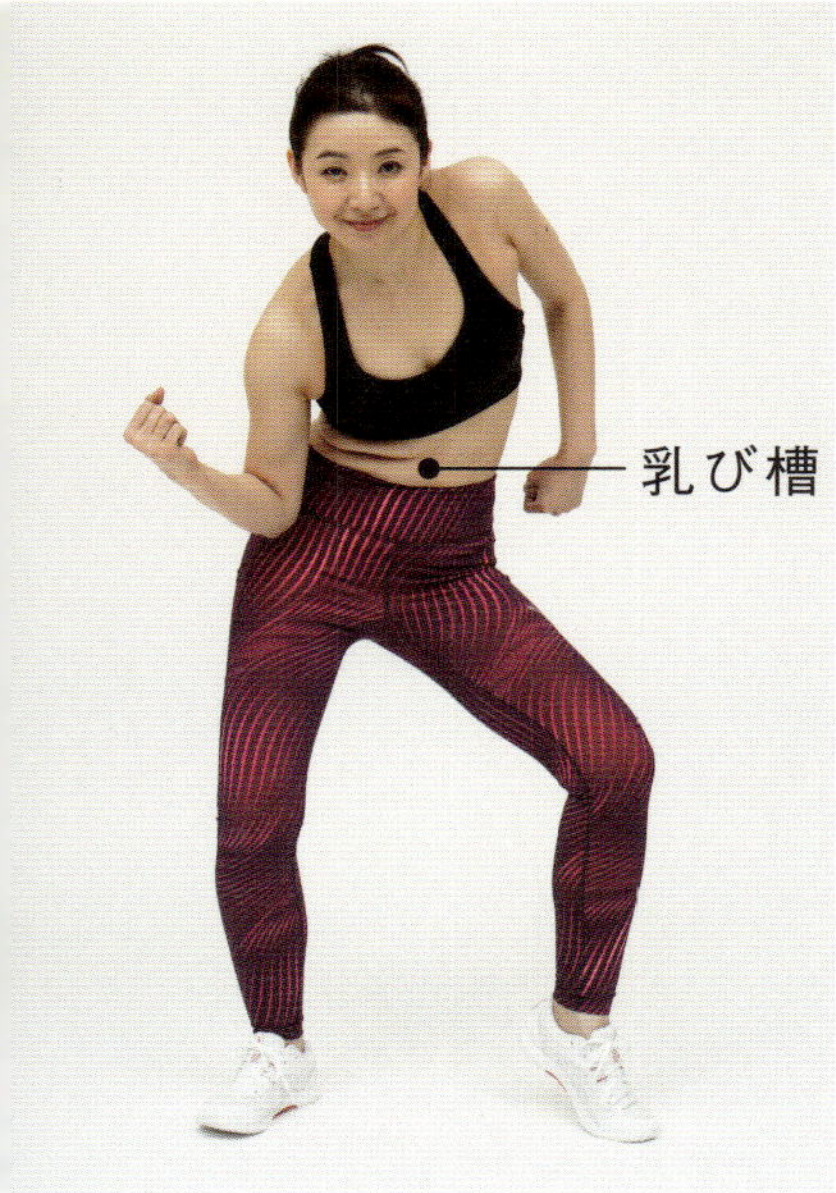

2 肘を使って腸をさらに刺激する

感覚がつかめたら肘を使ってさらにお腹を押し込む。お腹の奥には、腸内から老廃物が流れ込んでくる乳び槽があり、ここを刺激することで便秘やむくみの解消につながる。

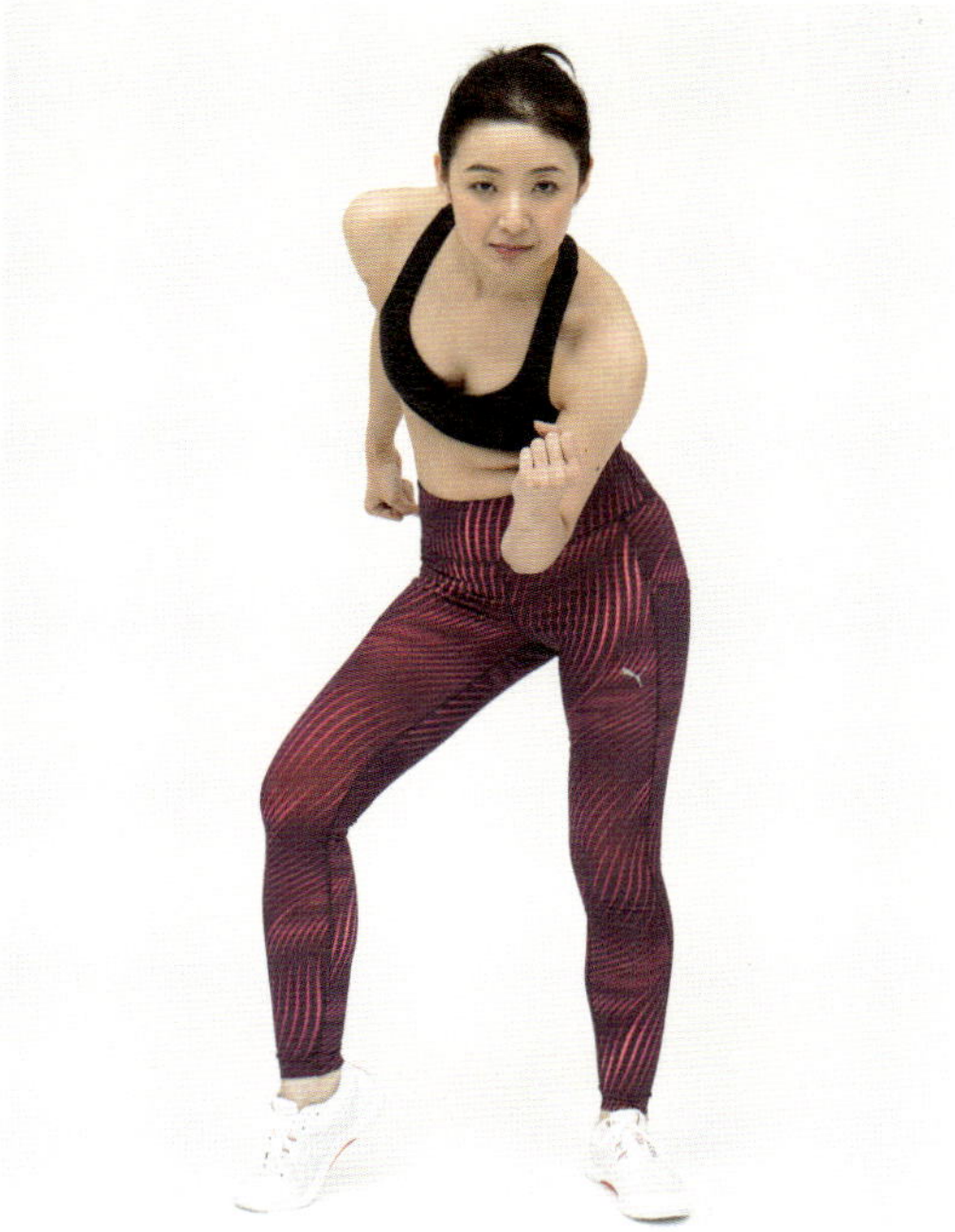

POINT

フーッと息を吐きながら肘を引き、内臓をしまい込む。

3

骨盤内にお腹をしまい込むように

肘を真横から引いたり前側から引いたりして、乳び槽を刺激しながら骨盤内の筋肉を鍛える。

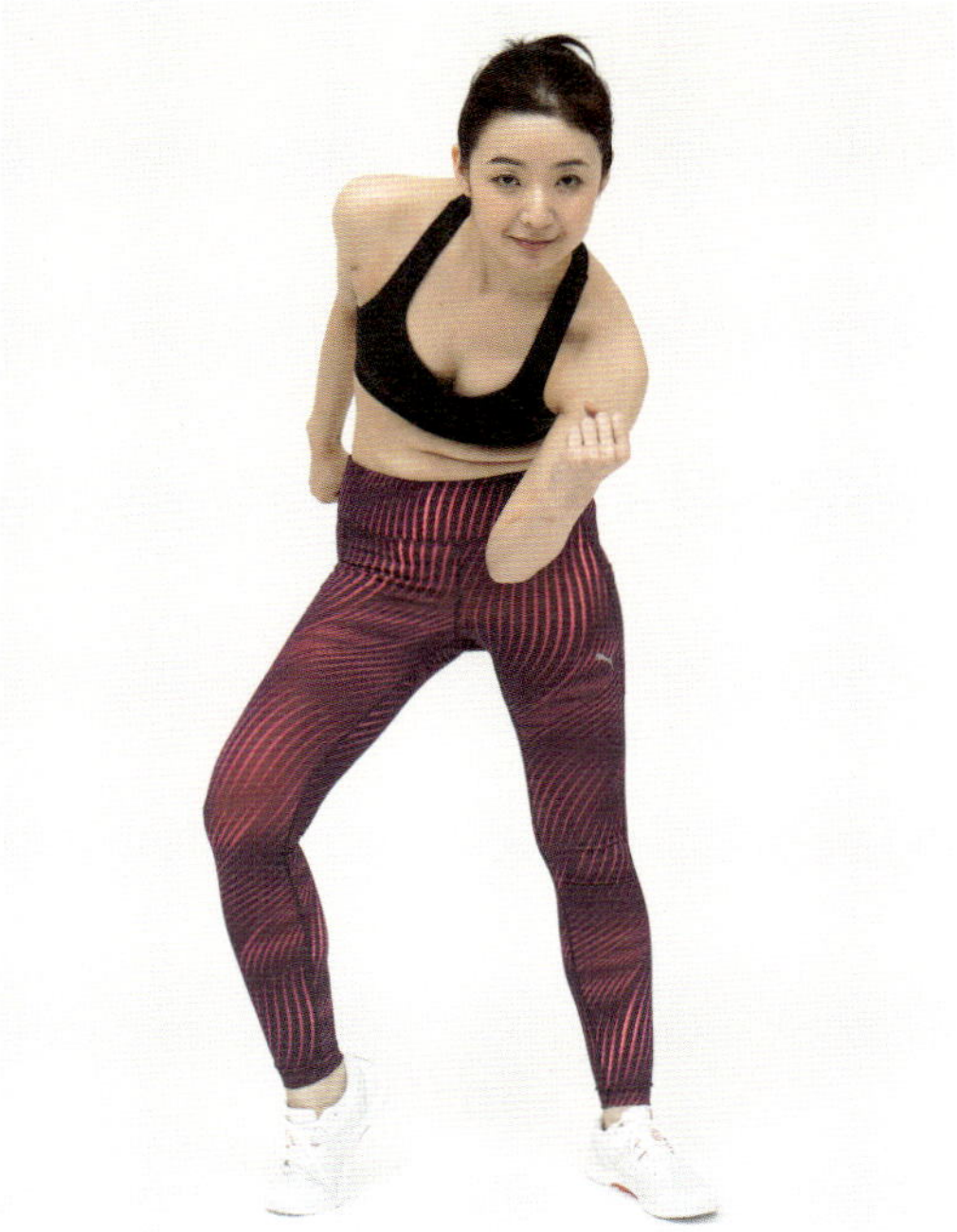

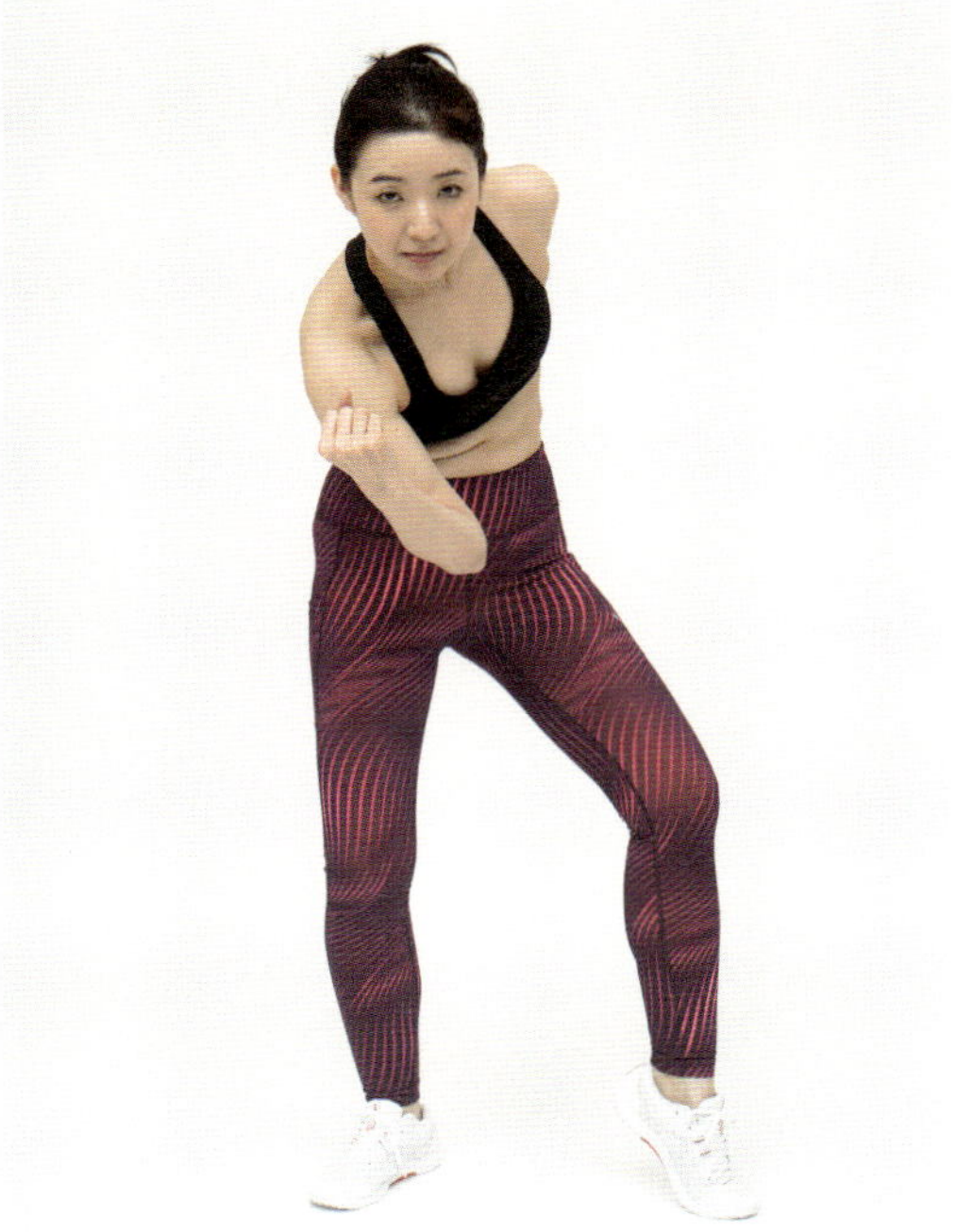

乳び槽とは

リンパ液が集まるタンクのような場所です。リンパには老廃物や不要な物質が含まれているので、それらが集まる乳び槽を刺激することで老廃物のスムーズな排出を促すことができます。

ENERGY UP FOOD

野菜のシートでピザ

食物繊維が豊富に摂れる野菜原料のシートはとっても万能。胃腸が弱っている時でも食べられて腸活になります。

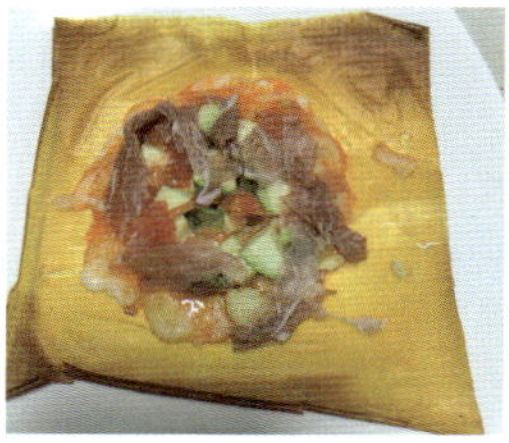

IMPORTANT

TOPIC

入浴を整える

湯船に浸かって体を温めることで、副交感神経優位になり、リラックスできます。
毎日のバスタイムで自律神経を整えて、明日への活力にしていきましょう。

毎日のバスタイムは、その日の疲れをリセットしてゆっくりと眠りにつくためにも大切な時間です。シャワーだけで済ませずに、なるべくお湯に浸かるようにしましょう。私がバスタイムで取り入れている体を整えるためのルーティンを紹介します。

入浴前にコップ一杯の水を飲む

水分を摂ってから入浴することで発汗量が増え、老廃物が排出されやすくなります。また、冬場のヒートショック現象を予防するためにも水分補給が大切です。特に長風呂の前には、のぼせるのを防ぐために事前に水分補給をしっかりしておきましょう。

気分に合わせて温度を調節する

長風呂をするならお湯の温度は38℃くらいのややぬるめのお湯がおすすめ。副交感神経が優位になってすぐにリラックスモードになります。免疫力を高めたい時は少し熱めのお湯がいいでしょう。私は、「今日は嫌なことがあったからスッキリしたいな」という時も熱めのお湯に浸かります。ただし短時間がおすすめです。自分の体や心にとって悪いものは汗と共に洗い流されるイメージを持つとスッキリしますよ。粗塩をたっぷり入れるとさらに気持ちが晴れます。不思議とそんな日のお湯の汚れはいつもと違うものです。

足と手の指の間を広げる

一日外出続きだった日は、靴の中で足が固まった状態になっています。温かいお湯の中で足の指を広げてじんわりほぐしましょう。同じように手の指もストレッチをかけてください。指をほぐすことで体全体をゆるませていきます。

ウエストまわりをマッサージ

ウエストの両側のくびれ部分をこぶしで押し込みながらマッサージします。肋骨とウエストの距離を離すことで若々しいスタイルがキープできますよ。

ふくらはぎをマッサージ

体が温まってきたら、ふくらはぎを揉みほぐします。ふくらはぎの血行をよくすることで、下半身に流れた血流が心臓に戻り、冷え性の改善、むくみの解消につながります。伸ばした足のつま先を上に向けたり下に向けたりしてストレッチし、足首まわりもほぐしましょう。ここも疲労が蓄積しやすい場所なので入念にマッサージしてください。足のだるさをスッキリさせると、毎日のウォーキングがさらに楽になりますよ。

「あいうえお」表情筋トレーニング

洗顔が終わったら、目をしっかり開いたまま、頬や口まわりの筋肉をトレーニング。「あいうえお」と唱えて、ゆっくり大きく顔の筋肉を動かし、アゴの緊張をほぐします。日常のがんばりで力が入ってしまっている奥歯をゆるめてあげて。P36の「表情筋のクセ解消フェイスアップ」もおすすめです。

洗髪で頭皮マッサージ

洗髪は頭皮マッサージをする絶好のタイミング。頭皮の硬さを放っておくと、抜け毛や顔のたるみなどが進行する要因になります。指の腹でやさしく圧をかけながら、血行をよくするマッサージを習慣づけましょう。最後に、耳たぶを引っ張ると自律神経が整いリラックス効果も高まります。

足の指の間までしっかり拭く

お風呂上がりに意外としっかり拭けていないのが足の指の間。濡れたままだと足から冷えてしまいます。特に冬の時期は意識して、足の指の間まで水気を拭いてから着替えましょう。

仕事に家事、育児や介護など、さまざまな役割をこなしている私たちの体。その疲れは体だけでなく、心や脳にも蓄積されていきます。入浴は、そんな心身の疲れをデトックスしてくれます。お風呂に浸かって、ただただボーッとする。そんな〝何も考えない時間〟はとっても必要なのです。それだけで、体の疲れが解消されるだけでなく、副交感神経が優位になって、心身ともにリラックスすることができます。毎日のバスタイムで自律神経を整えれば、明日への活力も自然と湧いてくるでしょう。

COLUMN 04

ポリシーを持てば生き方に軸ができる

私たちは、毎日さまざまな商品や情報を選んでいます。その時、どんな食材を選ぶか、どんな調味料を使うか、どんな情報を参考にするかに基準はありますか。すなわち、あなたの人生の「ポリシー」とは何でしょうか。

私自身、歩き方のレッスンを通じて体の軸について考えていく中で、人生の軸についても考えるようになりました。その軸こそが、ポリシーと呼ばれるものです。

ポリシーを持って生きるということは、自分の人生に目標や目的を持ち、そこに向かっていきいきと生きることと同じです。何気なく無気力に生きるのではなく、「自分はこうありたい」「こんな人生を歩みたい」という信念があれば、目や表情が輝き、日々の小さな選択にも迷いが少なくなります。

例えば私の場合、食材や化粧品を選ぶ際に、その背景にある作り手の想いが感じ取れるものを選びたいと心がけています。派手な広告や洗練されたパッケージじゃなくても、素材の安全性や消費者の健康を第一に考えた商品を選ぶことが、心と体をよりよい方向へ導いてくれると信じているからです。

実際に、ポリシーに共感した企業と共同で、オリジナルの調味料やスキンケアオイル、サプリなどを商品化してきました。

また、ポリシーを持つことは、自分の軸をしっかりと持ち、情報に振り回されずに選択できる力を養うことにもつながります。現代は情報が氾濫し、多くの選択肢がある時代です。ポリシーがないままでは気持ちがぐらつき、善悪の分別もつかなくなってしまいます。特に、ＳＮＳやメディアの影響を受けやすい環境では、自分のポリシーがしっかりしていないと、流行や他人の意見に流されてしまいがちです。

だからこそ、自分の価値観に合ったものを選び、信頼できる情報を見極めてほしいのです。今からでも、自分の生き方の軸となるポリシーは何なのか考えてみてください。大切にしたいものを自分で選んでいくことができる人生は、美しく、充実したものになるはずです。

第5章

ホルモンを整える

ホルモンとは、わかりやすく言うと「生命の維持装置」です。よく「男性ホルモン」「女性ホルモン」という言葉を耳にしますが、ホルモンの働きは性に関するものだけではありません。

例えば、骨の成長などに作用する「成長ホルモン」や、全身の代謝を調節する「甲状腺ホルモン」、体内時計を調整する「メラトニン」、やる気を高める「ドーパミン」など、ホルモンには多様な役割があります。その種類は100種類以上にも及び、それぞれが異なる機能を持ちながら、人間の生命活動を支えているのです。ちなみに、代表的な女性ホルモンには「エストロゲン」、男性ホルモンには「テストステロン」などがあります。

また、ホルモンは体内の1か所でつくられているわけではなく、脳下垂体、甲状腺、胃、腸、すい臓、膀胱や卵巣など、全身のさまざまな場所で分泌されています。それぞれのホルモンは、独自のリズムで分泌され、その量が多すぎても少なすぎても健康に影響を及ぼすという絶妙なバランスを維持しているのです。

特に私が注目しているホルモンは、成長ホルモンです。成長ホルモンは、幼少期から思春期頃にかけての骨や筋肉の成長を促す役割を持ちますが、大人になってからも筋肉に負荷をかけることで分泌を促すことができます。エクササイズを習慣化し、成長ホルモンの分泌を活性化させることで、代謝が向上し、若返り効果が期待できます。運動を継続することで体のラインが引き締まり、肌の調子が良くなるのは、この成長ホルモンの働きと関係しているのです。ぜひ味方につけたいホルモンのひとつですね。

その他のホルモンも、すべてが人間の生命を維持するために必要不可欠なものです。私たちはもっと、ホルモンに興味を持ち、感謝しなければなりません。

ホルモンは適切なバランスで分泌されることが大切ですが、生活習慣やストレス、加齢などでバランスが乱れることがあります。すると、理由もなく不安やイライラが続いたり、眠れなかったり、体の疲れがとれなかったり、体重の増減が目立ったりするようになります。こうした不調を改善するには、「食」「運動」「睡眠」といった基本的な生活習慣の見直しが重要です。

最後の章で紹介するエクササイズは、ホルモンの分泌を促進し、生命力をさらに高めるために考案したものです。ホルモンの働きを知り、意識的にアプローチすることで、より健康的で活力に満ちた生活を手に入れましょう。

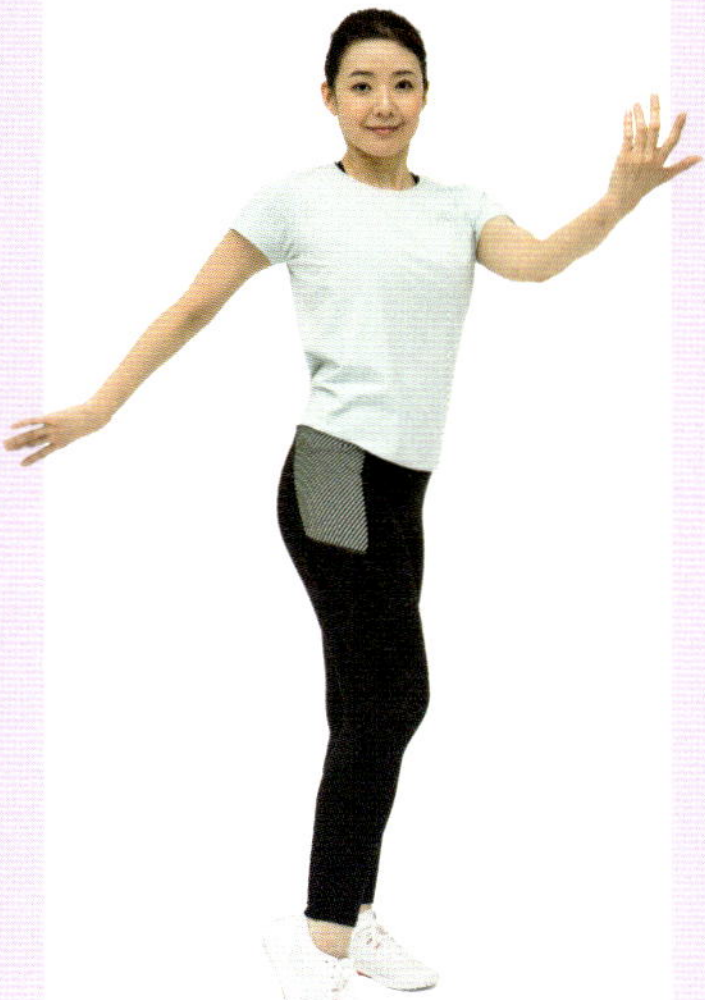

ENERGY UP 17 EXERCISE

ホルモンバランスを整える
骨盤強化スイング

骨盤の中には生殖器があり、女性の場合は卵巣からホルモンが分泌されています。骨盤が前や後ろに傾いてしまうとホルモンバランスが崩れ、腰痛やむくみ、生理不順などさまざまなトラブルを引き起こすのです。骨盤傾斜を正しい位置に保つための筋力と、骨盤の柔軟性を整えて、正しいホルモン分泌を支える土台をつくりましょう。

回数 4回

1 座った状態で両腕と足を開く

まずは椅子に座った状態で、足を肩幅より大きめに開く。両腕を左右に開いて肘を軽く曲げる。大きく息を吸って。

POINT

お尻を後ろに突き出した状態にし、その上に上半身を置く。

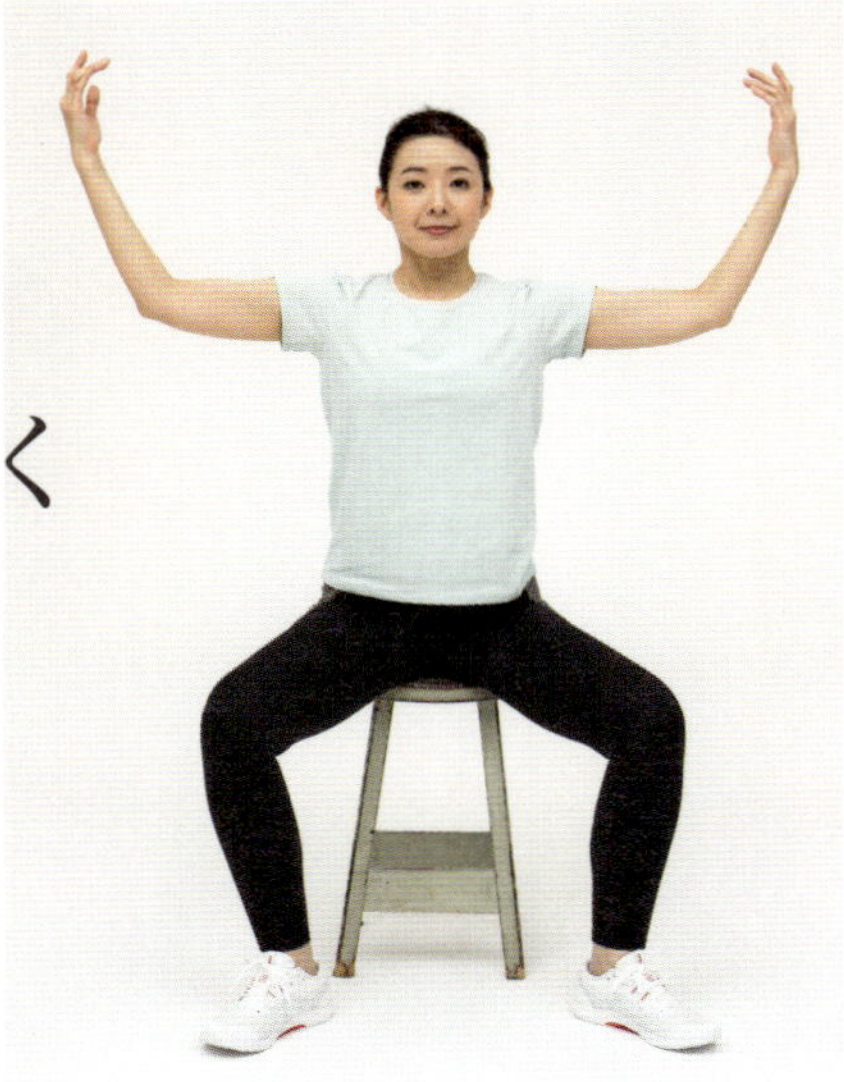

2 息を吐きながら肘をお腹に引き寄せる

フーッと息を吐きながら腹筋を真ん中に寄せるイメージで、両肘をお腹に引き寄せる。肘同士を近付けながら骨盤にお腹を押し込める。

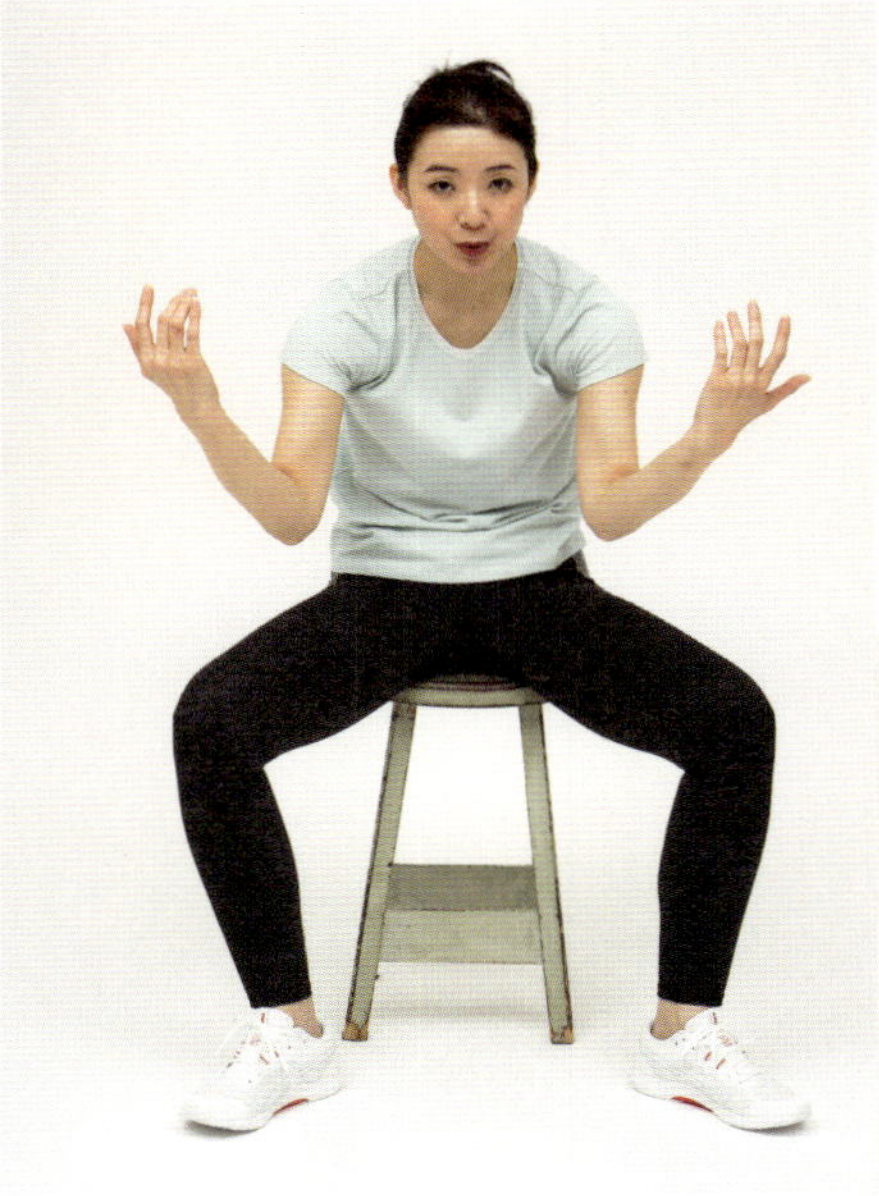

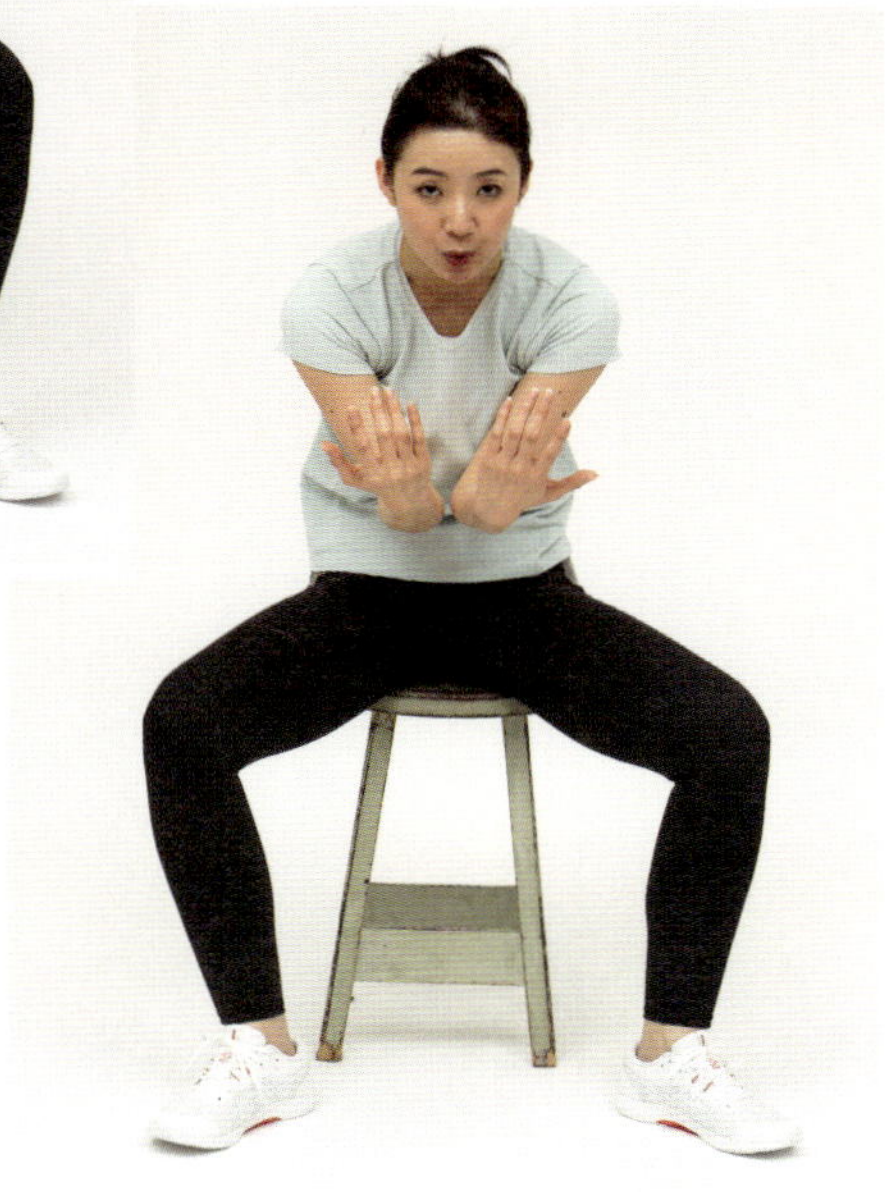

3 肘と足をクロスして引き寄せる

右膝を上げた時に左肘をぐっとお腹に引き寄せる。反対も同様に、左膝を上げたら右肘をぐっとお腹に引き寄せる。

POINT
途中で腹筋をゆるめずに、骨盤を正しい位置で支えるための筋力をつけよう！

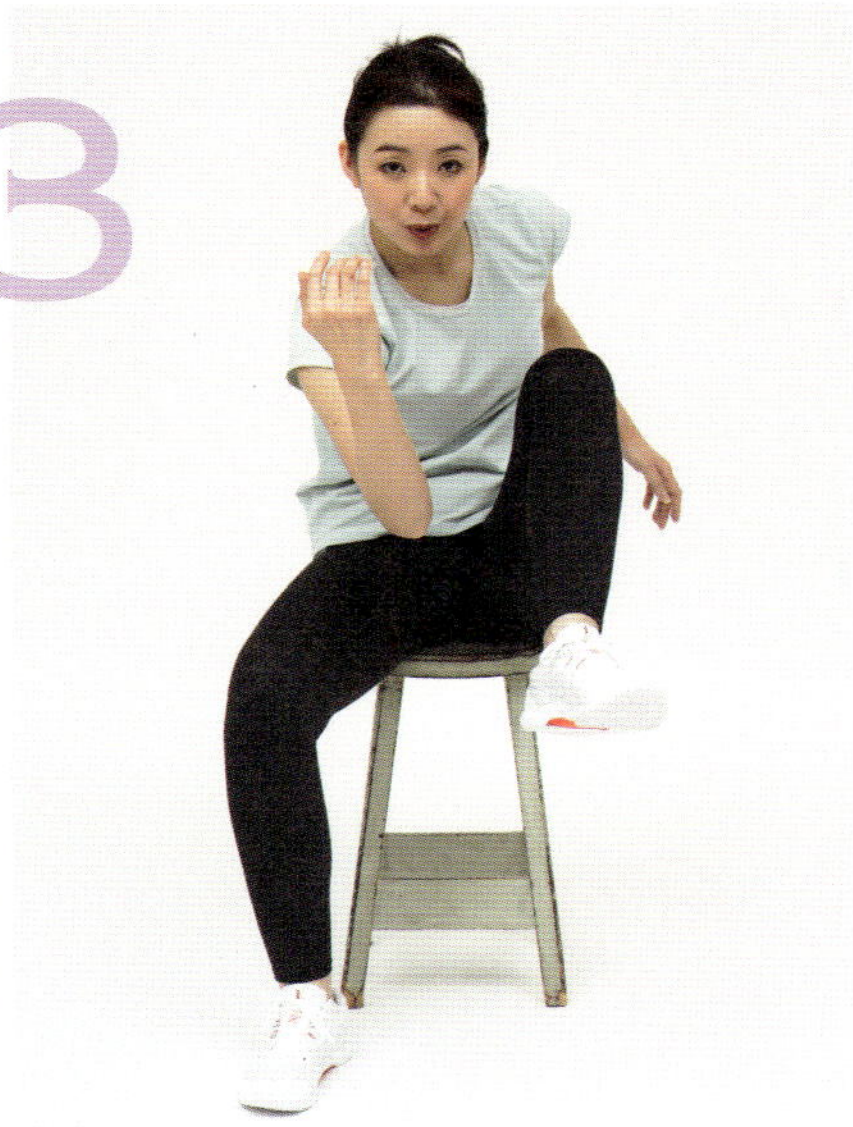

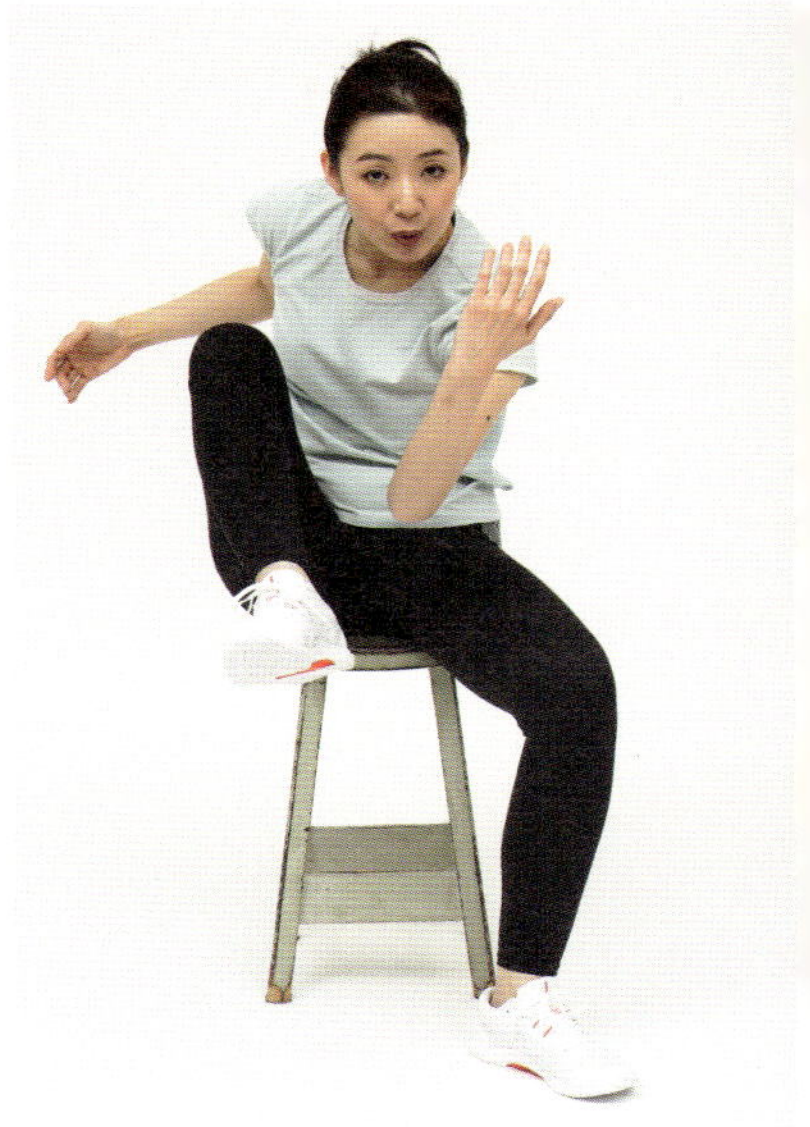

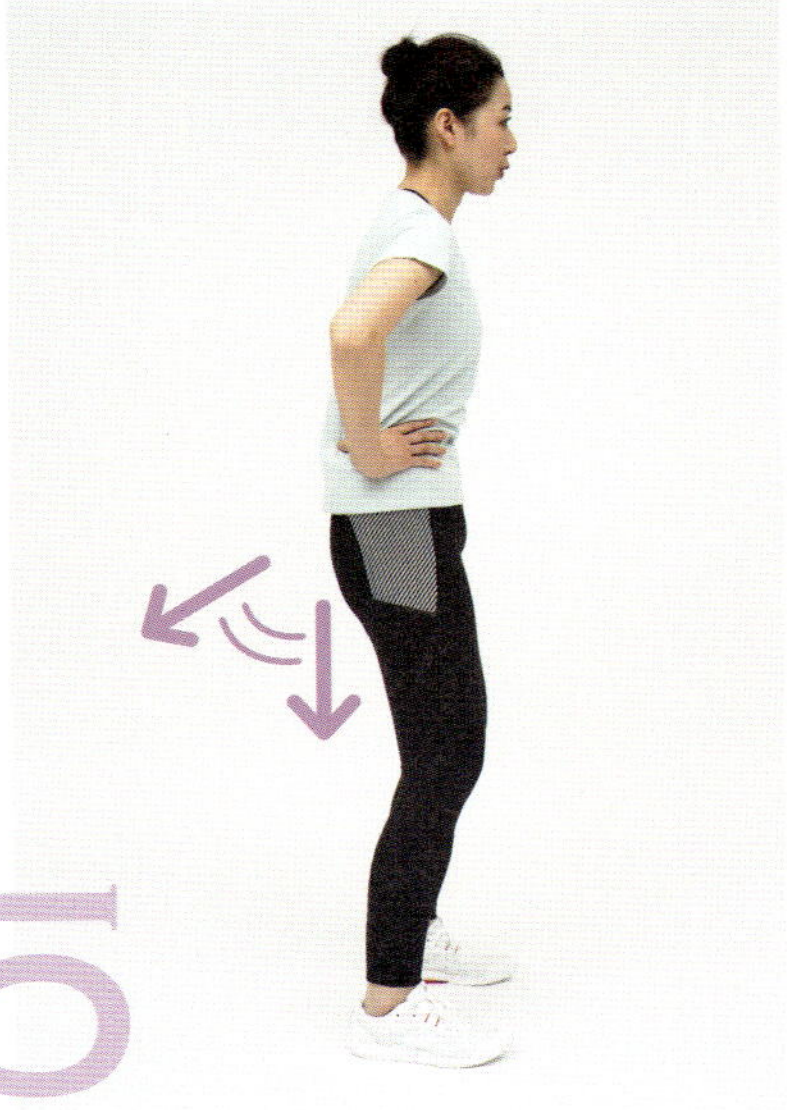

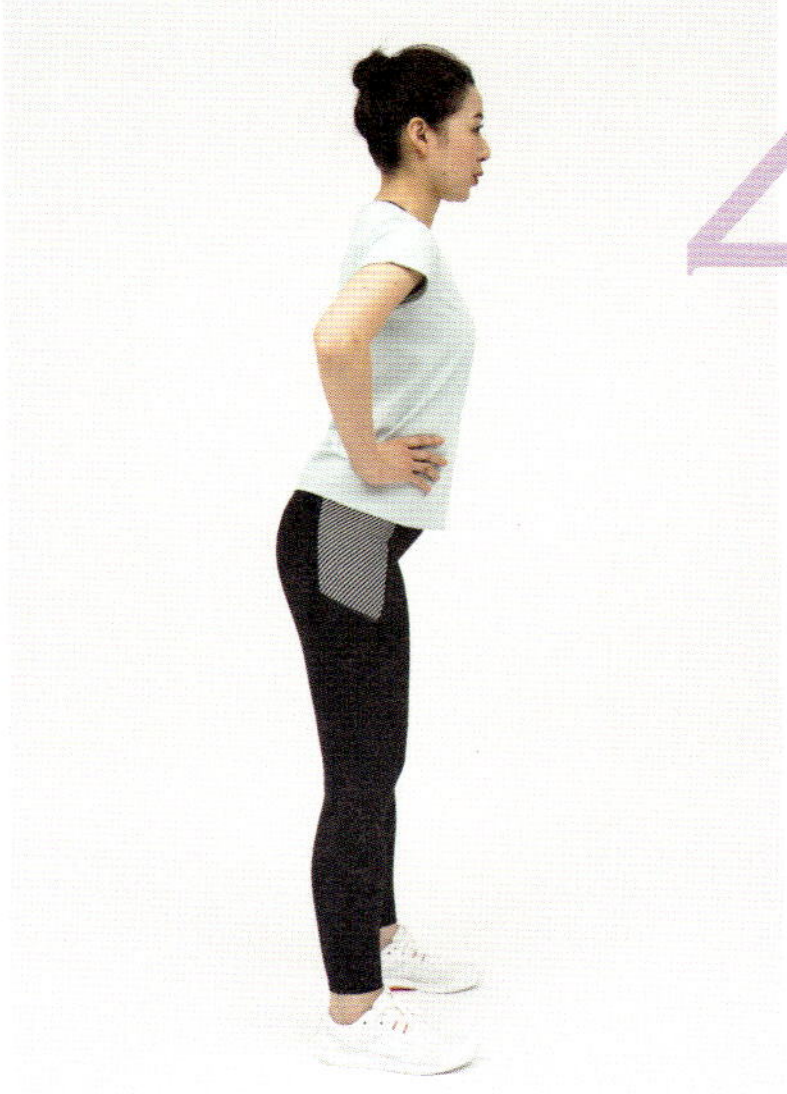

4 立ち上がって足を肩幅に開く

次は立ち上がり、足を肩幅に広げる。手は腰に当てる。

5 お尻をスイングして骨盤を前に

そのままゆっくり膝を曲げて、お尻の穴を地面に向けるようにスイング。

POINT
ただ腰を動かすのではなく、腹筋をしっかり使って動かす。

6 膝を戻しながら骨盤を後ろに

今度はゆっくり膝を伸ばしながら、お尻を後ろに突き出す。骨盤がスイングしたのが感じられたら代謝アップにつながる。ここまでを1セットとして繰り返す。

POINT
無理せずできる範囲内でやってみて。

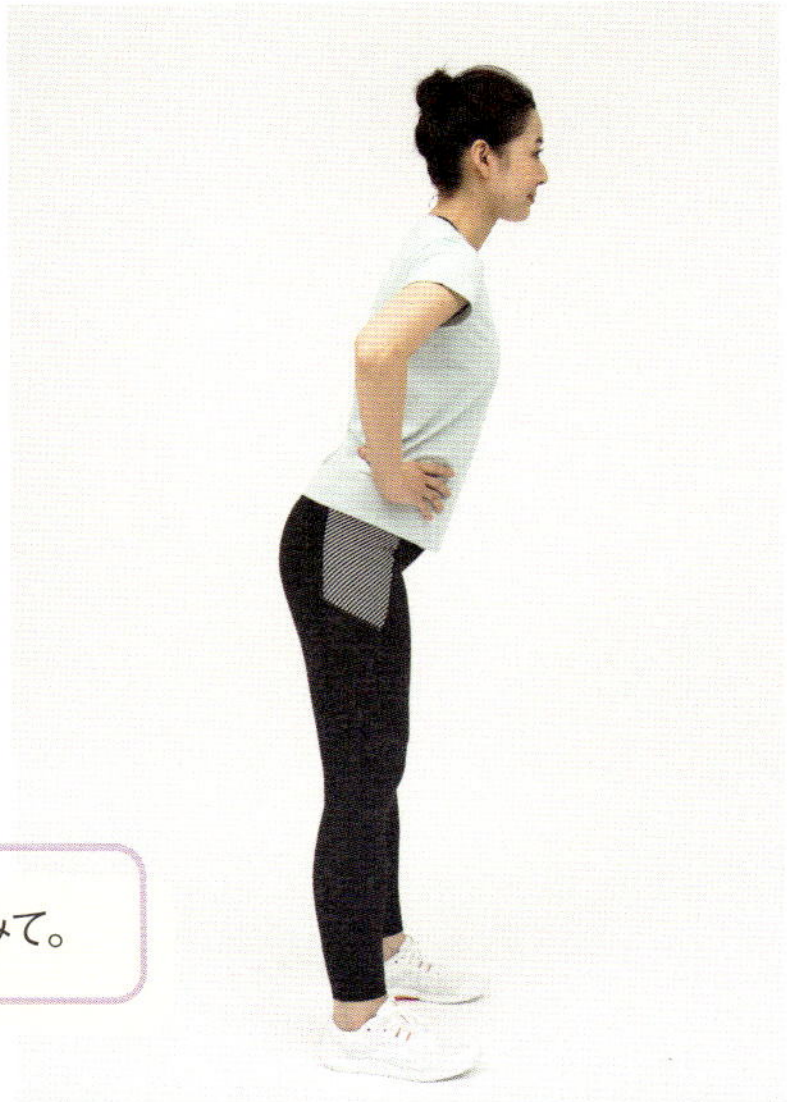

ENERGY UP

18

EXERCISE

免疫力を高める 胸腺グイッと活性化

胸の真ん中あたりにある胸腺は、免疫細胞を生み出す重要な臓器です。そして、同じく免疫に関するホルモンを分泌する場所でもあります。胸腺を刺激し、活性化させるエクササイズで、病や感染症から守るための防御システムを強くしていきましょう。

回数 4回

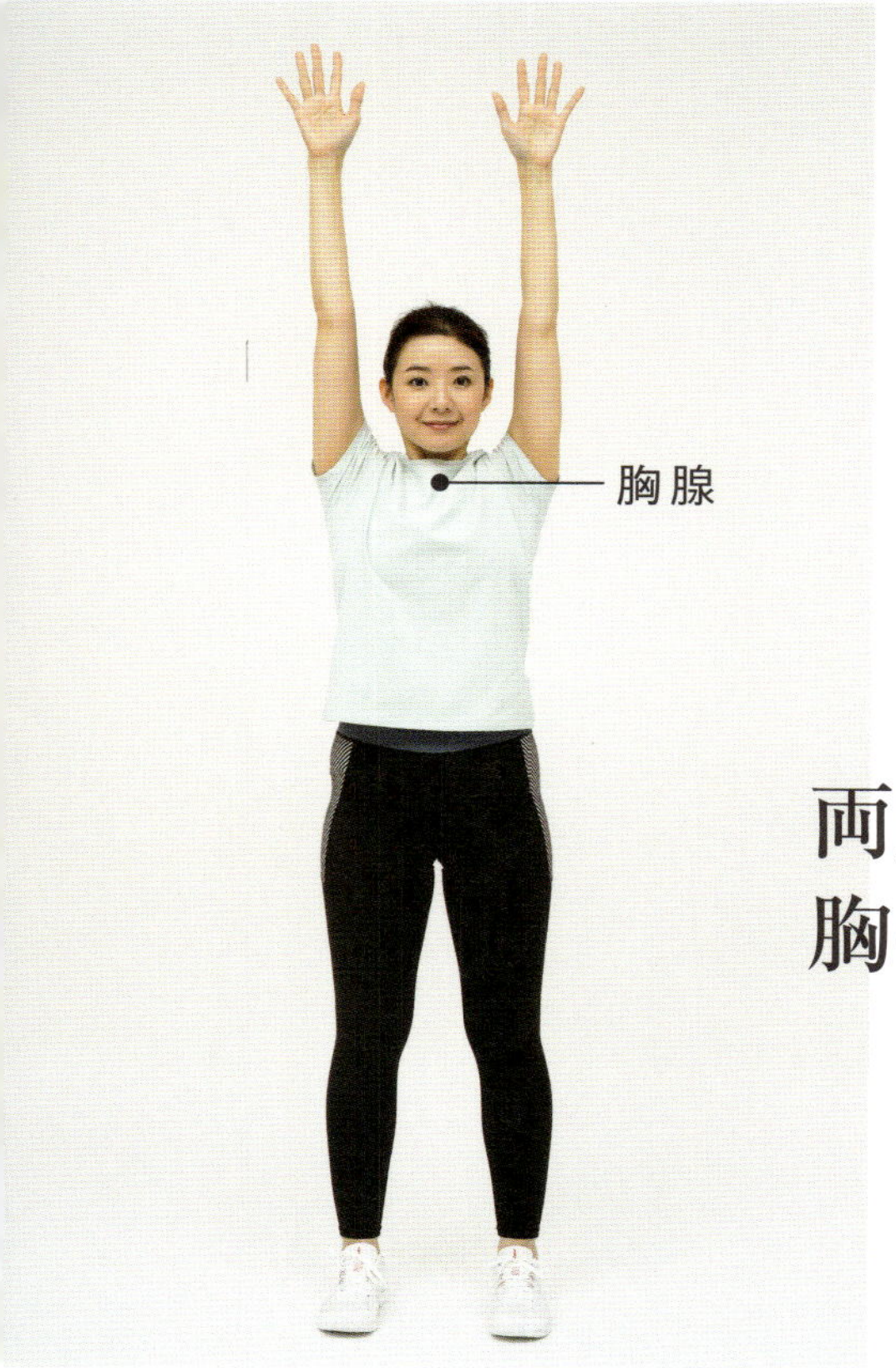

1

両腕を上げて胸の上を伸ばす

足は肩幅に開いて、つま先は正面に。両腕を上に伸ばし、胸の上のあたりが伸びているのを感じて。

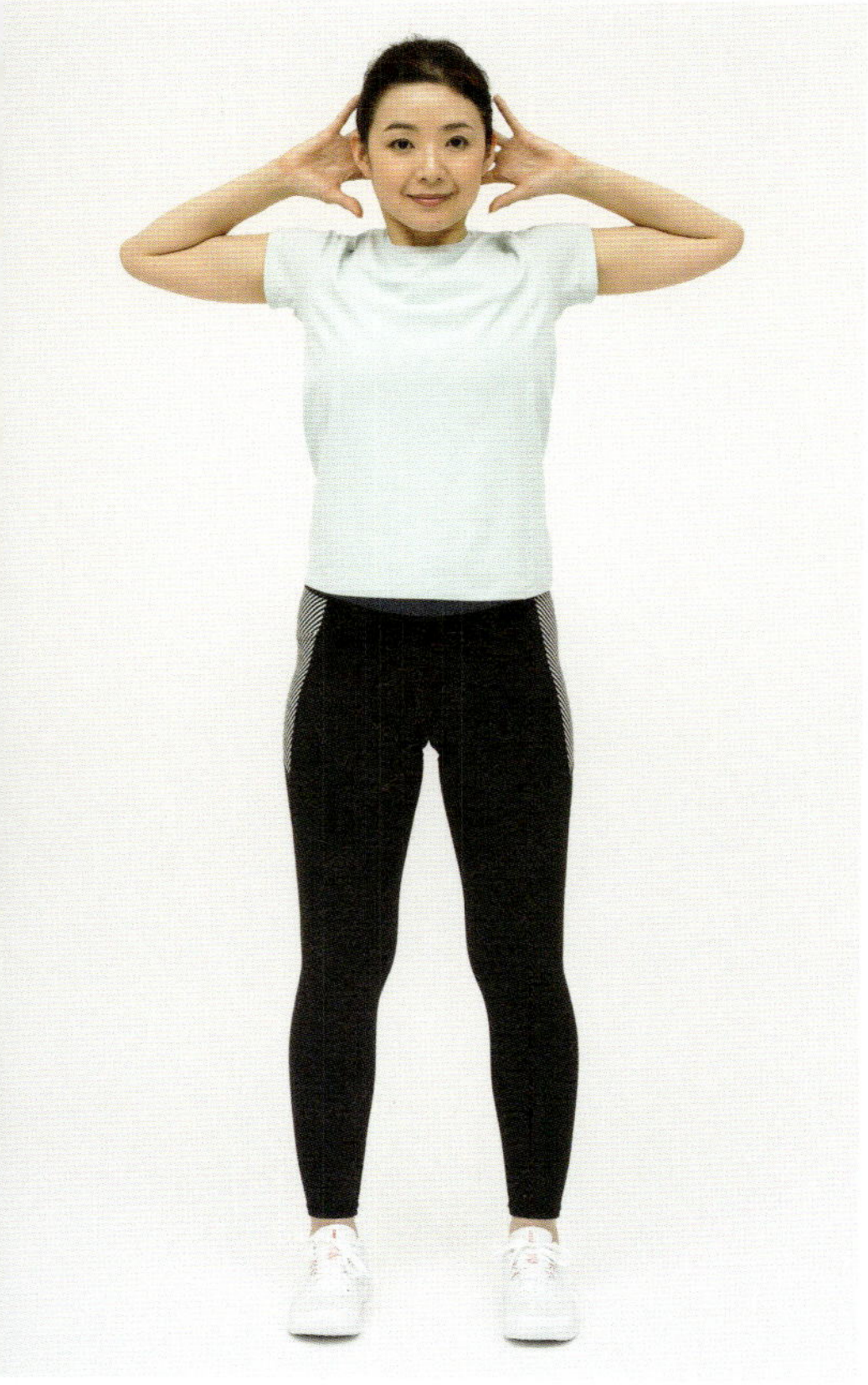

2

肘を後ろに引いてさらに胸の上を開く

両手を頭の後ろに持っていき、肘を後ろに引いてさらに胸の上を開く。

POINT

胸を思い切り開いて肩は上がらないように。

3 肩甲骨を寄せて胸腺を刺激する

頭から手を離し、胸を最大に開いたままで、肘を後ろに引いて肩甲骨をグーッと寄せる。胸腺が体の内側から押されているイメージで。

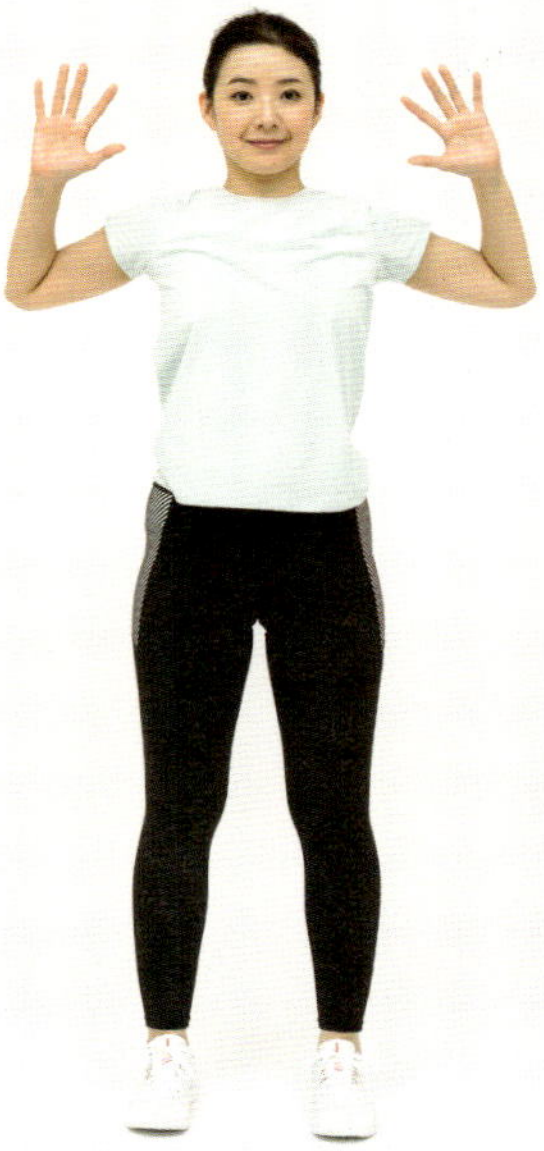

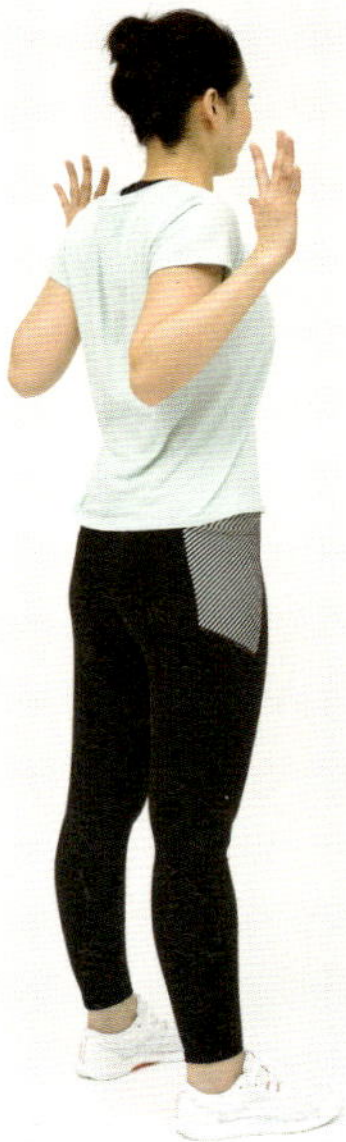

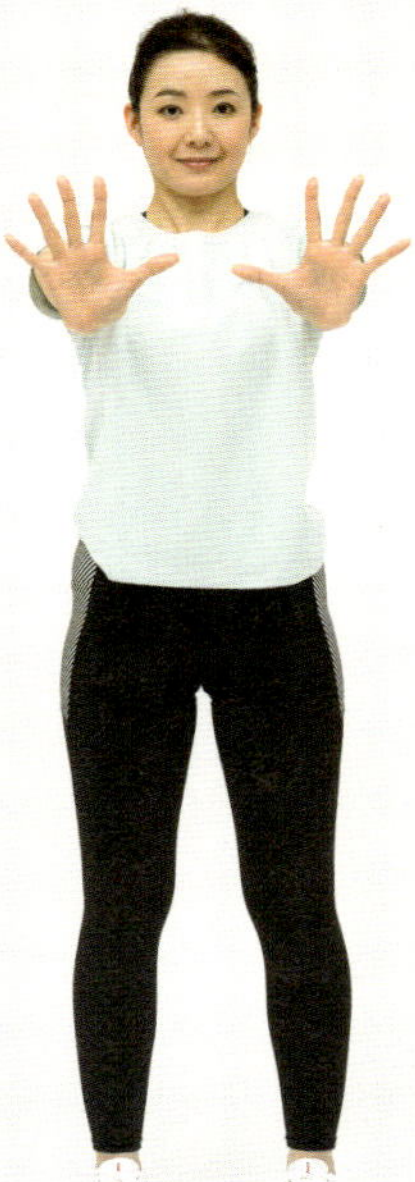

胸腺とは

胸の真ん中にある小さな臓器。免疫機能に関わるホルモンを分泌し、T細胞と呼ばれる免疫細胞の成長を助ける。大人になるにつれて縮小し、次第に脂肪組織に置き換わっていく。

4 手をパーにして前面に突き出す

胸は開いたまま、最後は思いっきり手をパーにして突き出す。肩を上げず胸の力で押し出して。

ENERGY UP FOOD

豆腐と卵和え

糖質制限におすすめの一皿。茹でたほうれん草と凍り豆腐を卵でとじれば満腹感もしっかりあります。

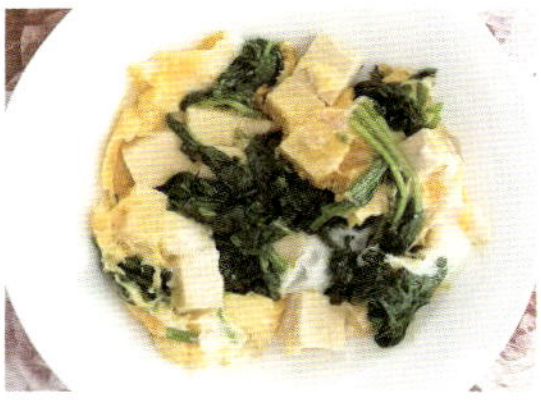

ENERGY UP
19
EXERCISE

老廃物を追い出す 骨盤ひねり

乳び槽は下半身からのリンパが集合する場所。ここの流れが滞っていると老廃物がうまく流れず、冷えやむくみなどの症状につながります。冷えは万病のもと。日常的に乳び槽を刺激して、冷え知らずの体を手に入れましょう。

回数 4回

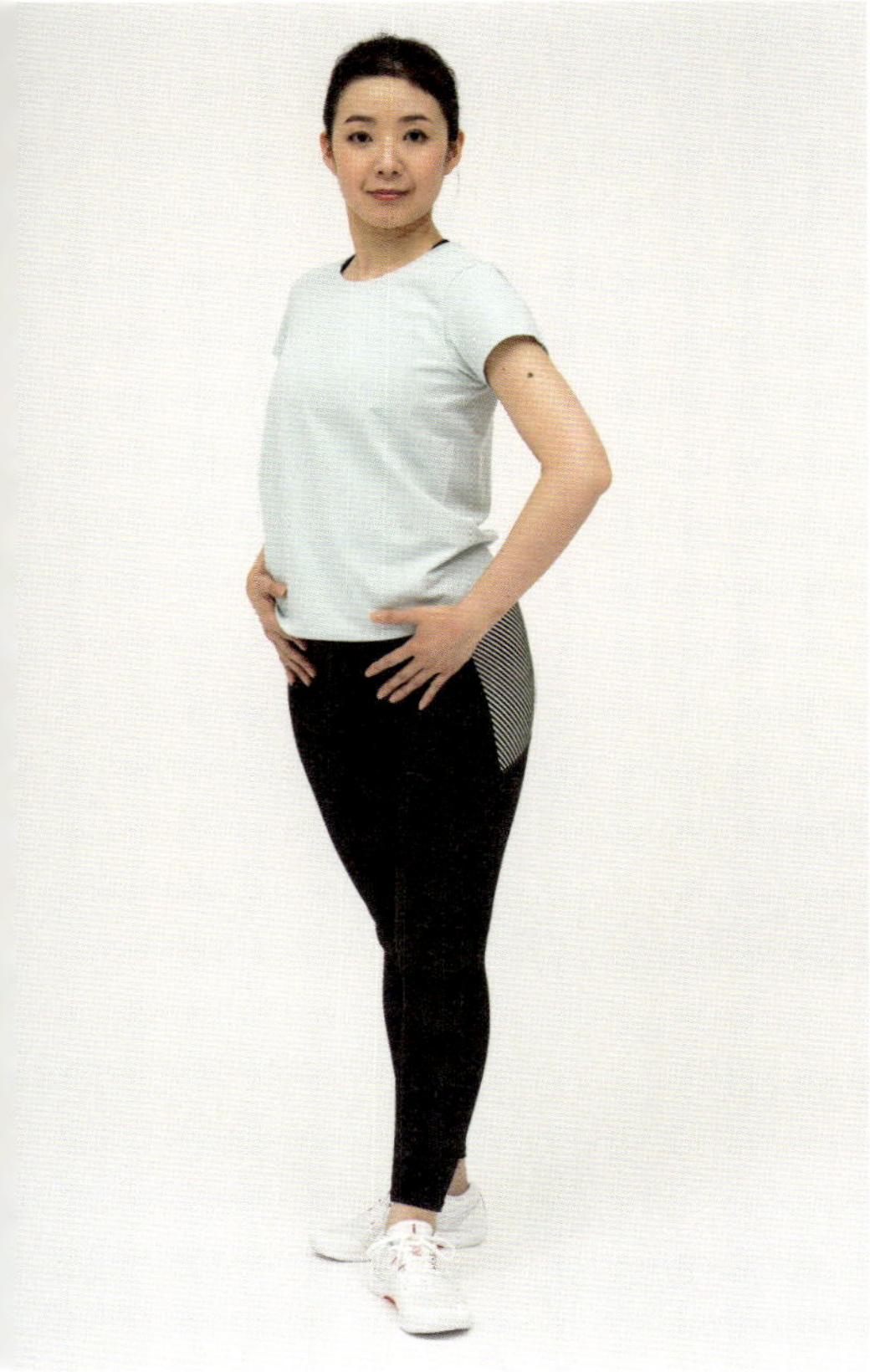

1 右足を引いて腰をツイスト

顔は正面を向いたまま、胴体はなるべく高く引き上げながら右足を後ろに引いて腰をツイストする。気分はモデルのポージング。

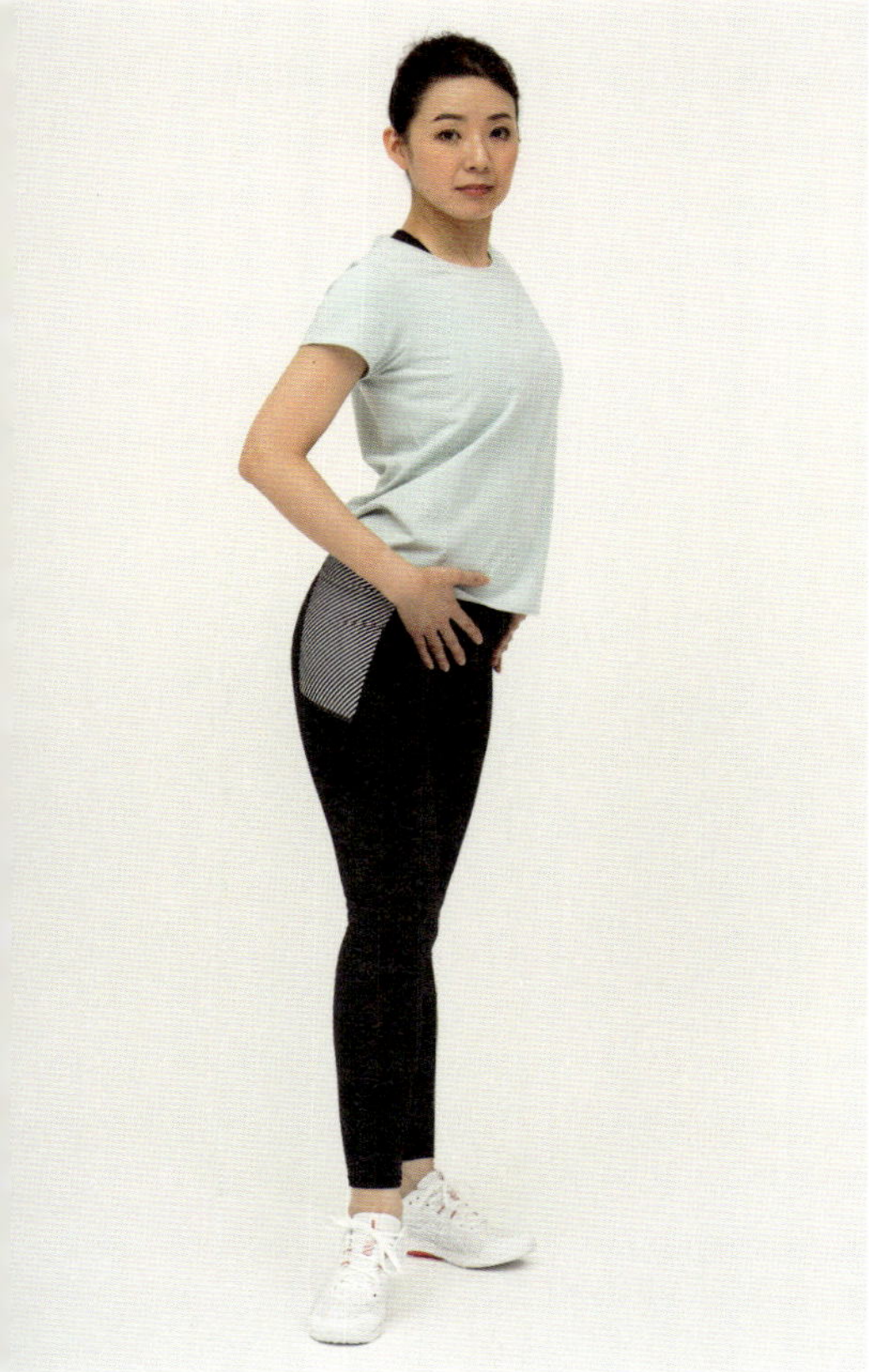

2 左足を引いて腰をツイスト

左足を引いて腰もクイッと後ろにツイスト。胸を張ってポーズを決めて。

3 手の動きを加えてリズムよくツイスト

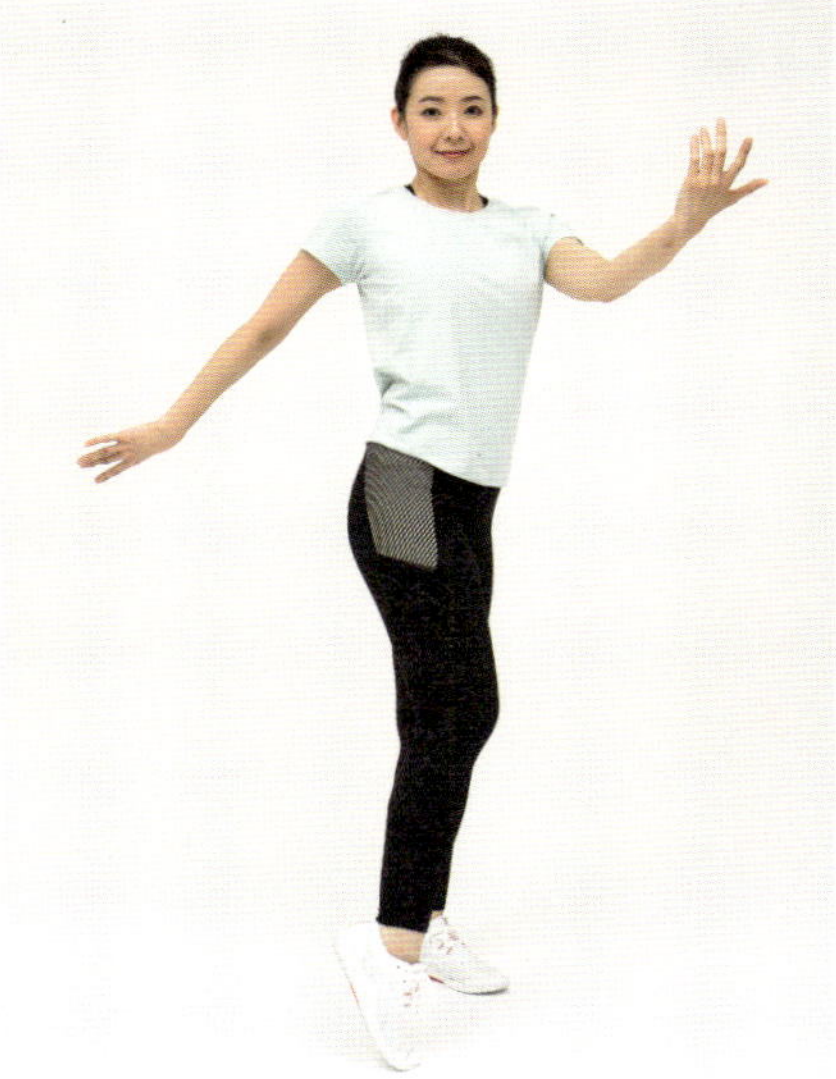

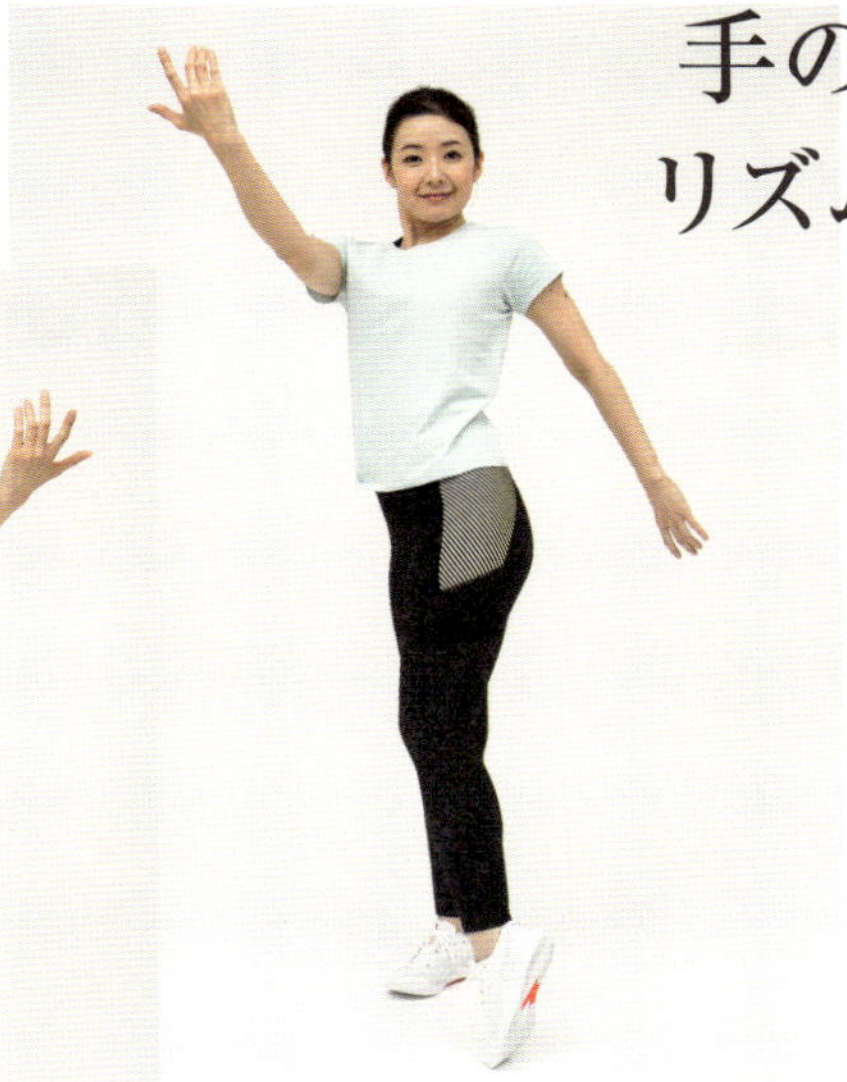

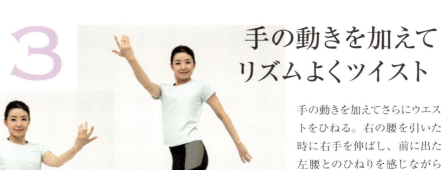

手の動きを加えてさらにウエストをひねる。右の腰を引いた時に右手を伸ばし、前に出た左腰とのひねりを感じながら何度かひねる。逆側も同じように手を使って数回ひねる。

POINT
手のひらは上を向けるとさらにひねりを感じやすくなる。

4 股関節まわりをほぐす

右足の膝を上げて体に寄せる。疲労が溜まりやすい股関節を刺激して血行をよくし、リンパの流れを促す。

POINT
太ももを体に近付けるイメージでなるべく高く上げる。

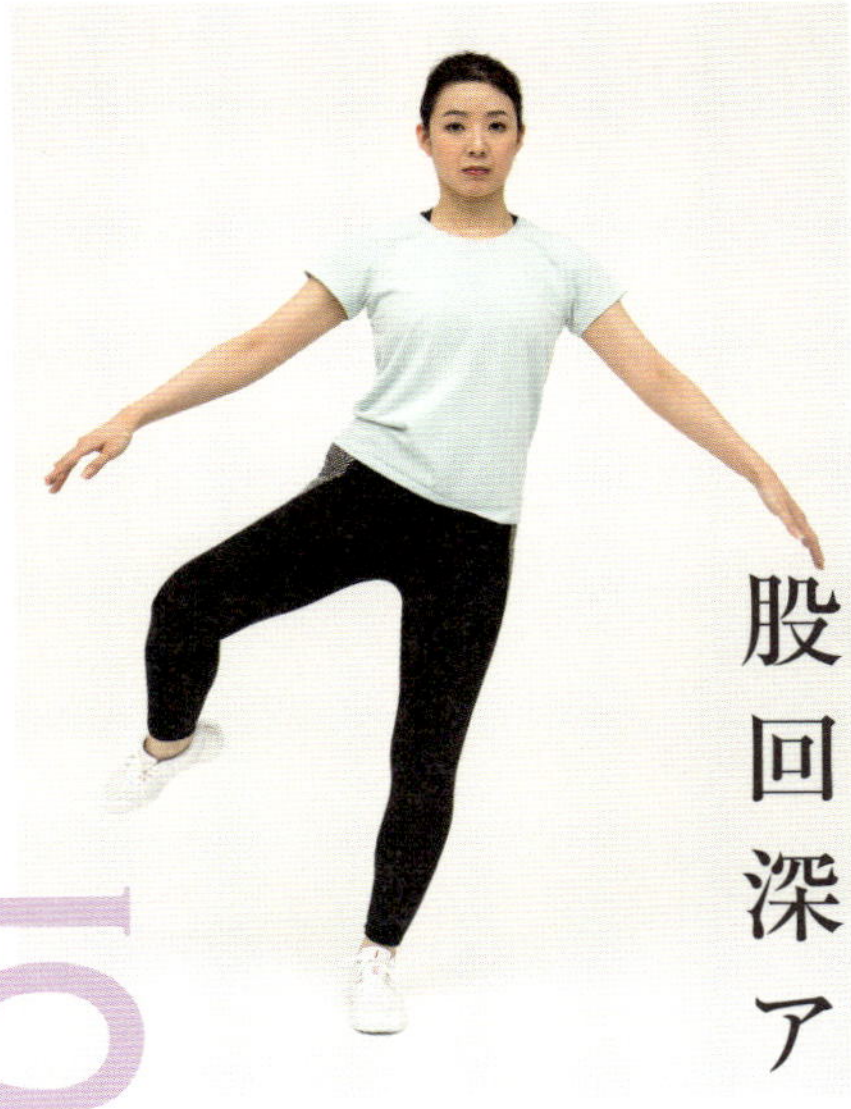

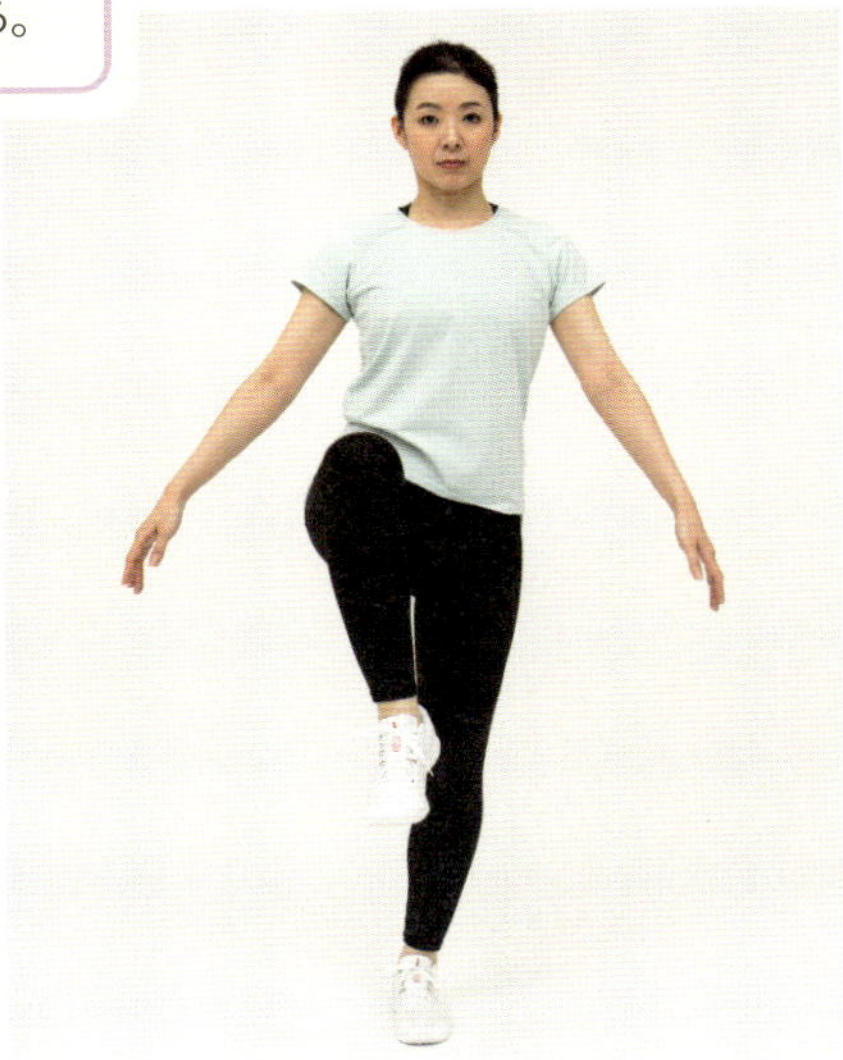

5 股関節を回して深い筋肉にアプローチ

足を上げたまま前から横へ、横から前へ回し、普段あまり使わない深い筋肉を動かす。足を入れ替えて両方やってみて。

ENERGY UP FOOD

すっぽんスープ

すっぽんの中に含まれるアミノ酸はホルモンの材料になります。コラーゲンやビタミン、鉄分などが豊富で、美にも健康にもおすすめの食材です。骨や関節を強化する作用も。

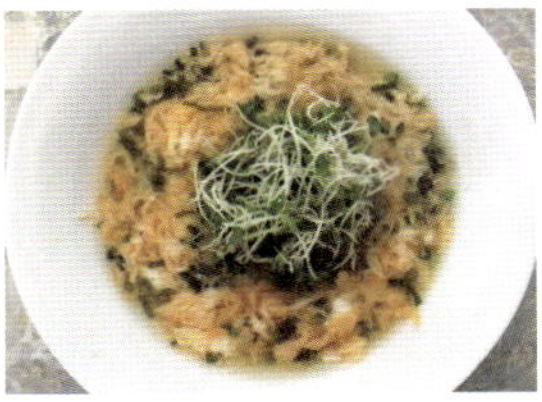

ENERGY UP 20 EXERCISE

全身の新陳代謝を整える
甲状腺クロス伸ばし

喉ぼとけの下あたりにある甲状腺は、全身の新陳代謝を促すホルモンを分泌する場所です。脳神経や心臓の動き、筋肉や腸の活発な動きにも影響を与える重要なホルモンが分泌されています。両手を使って喉から肩にかけてストレッチして血流をよくし、ホルモンの流れを後押ししましょう。

回数 4回

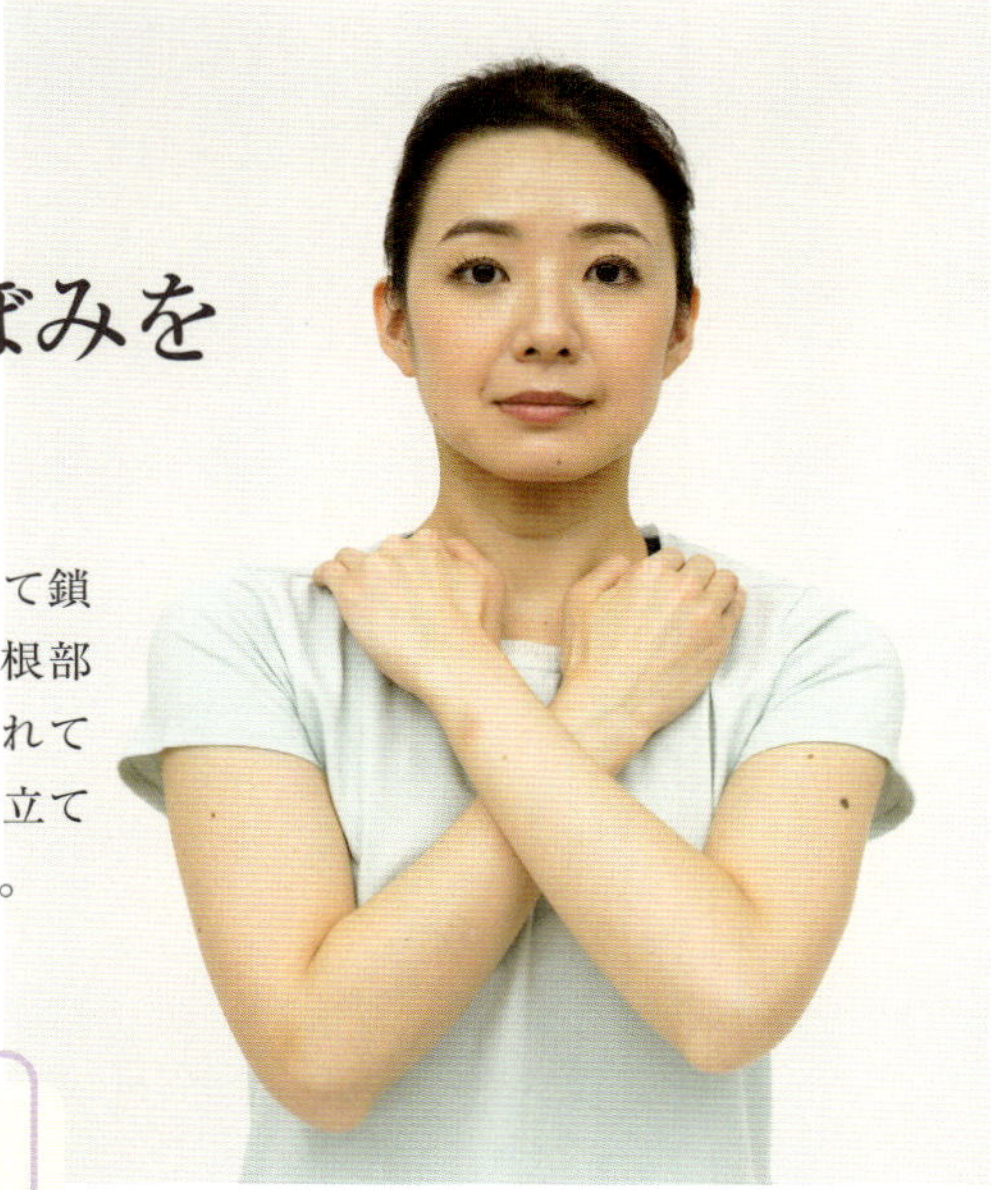

1
鎖骨のくぼみを刺激する

手を胸の前でクロスして鎖骨のくぼみ（首の付け根部分）に指を２～３本入れてぐっと押さえる。爪は立てないように指を丸めて。

POINT
手に引っ張られて顔が下を向かないように軽くアゴを上げる意識で。

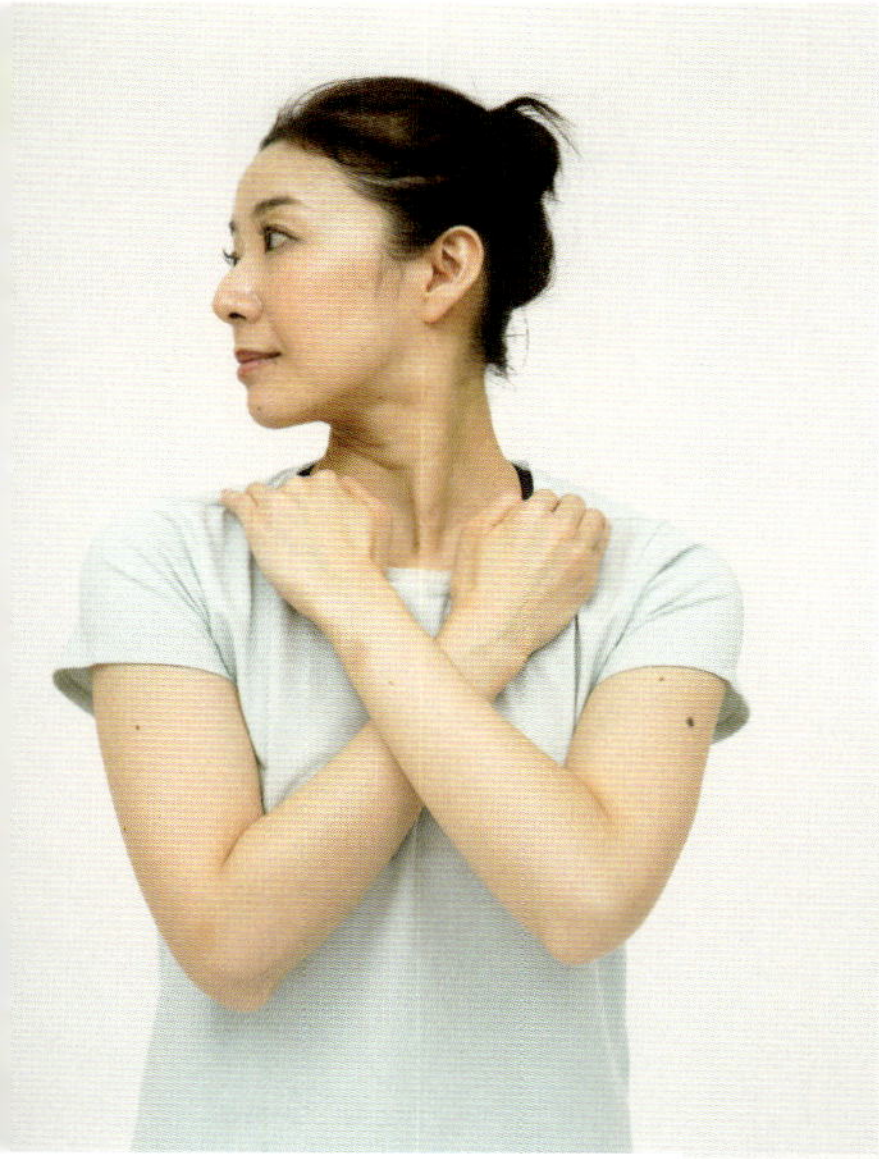

2
首を左右に振る

そのまま首を右左にゆっくり振る。首まわりのコリが伸びているのを感じて。

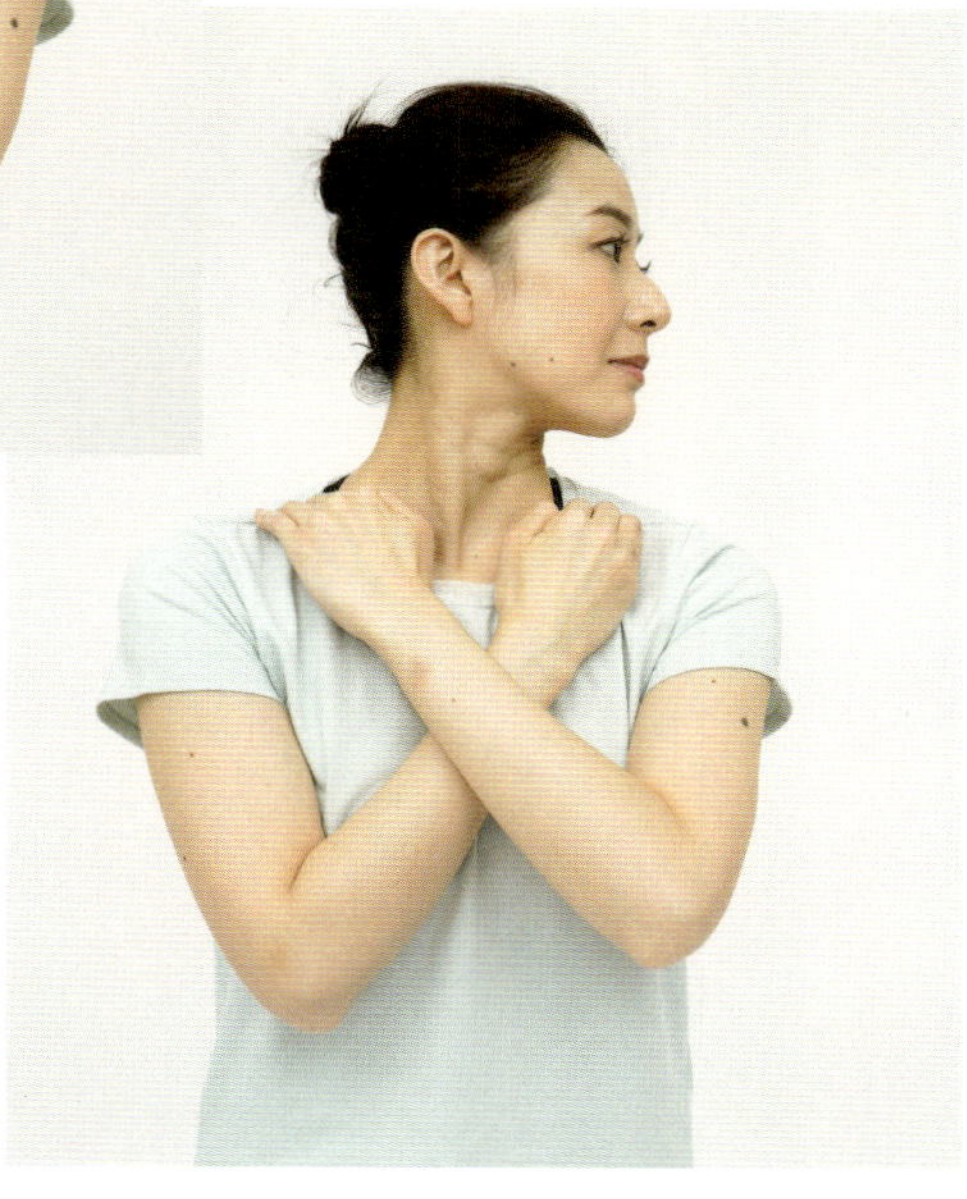

3

アゴを上げながら首を伸ばす

アゴをグーッと上げて、首から鎖骨にかけてしっかり伸ばす。

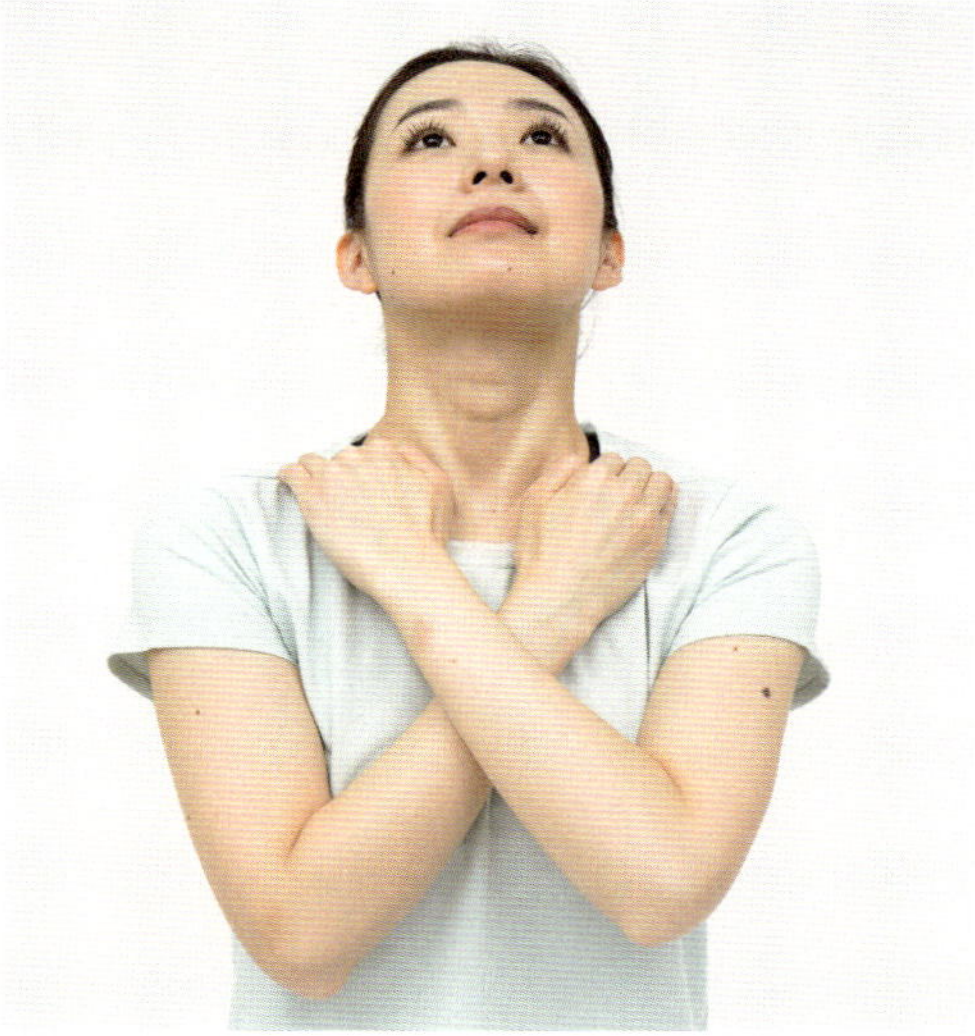

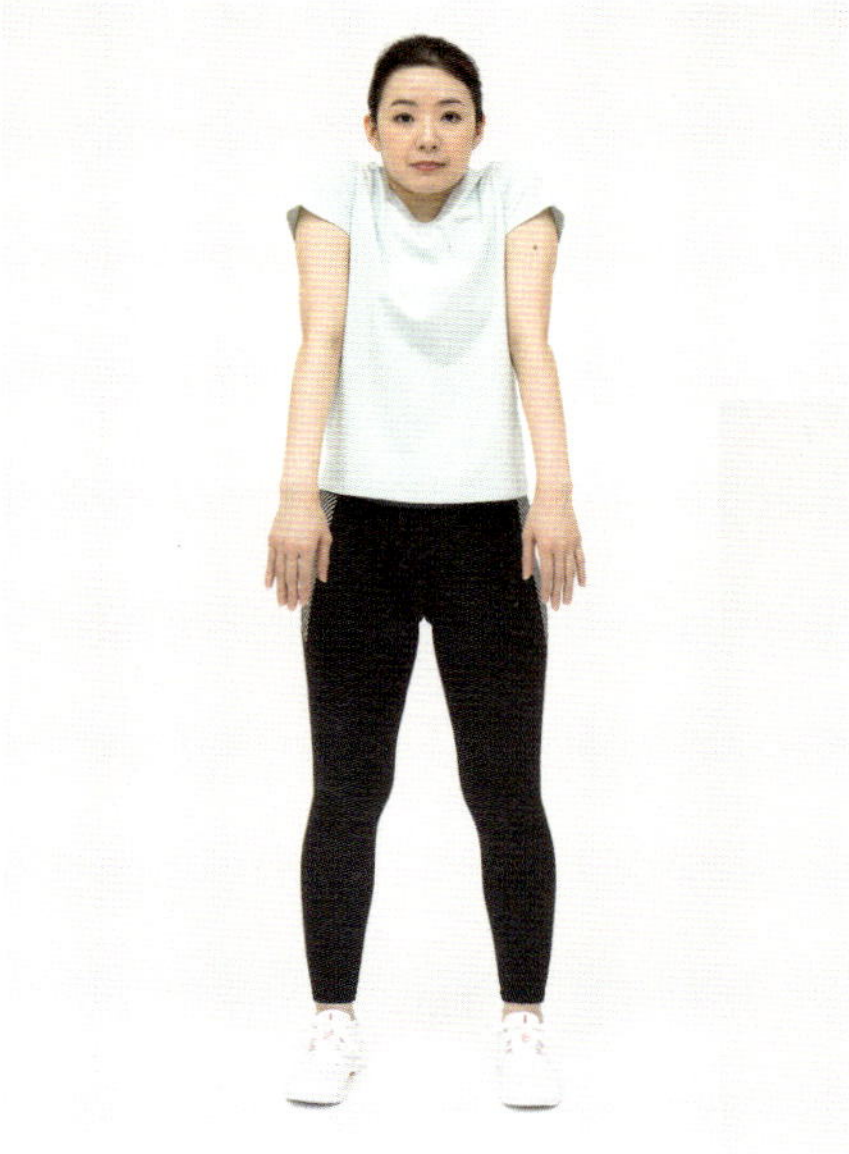

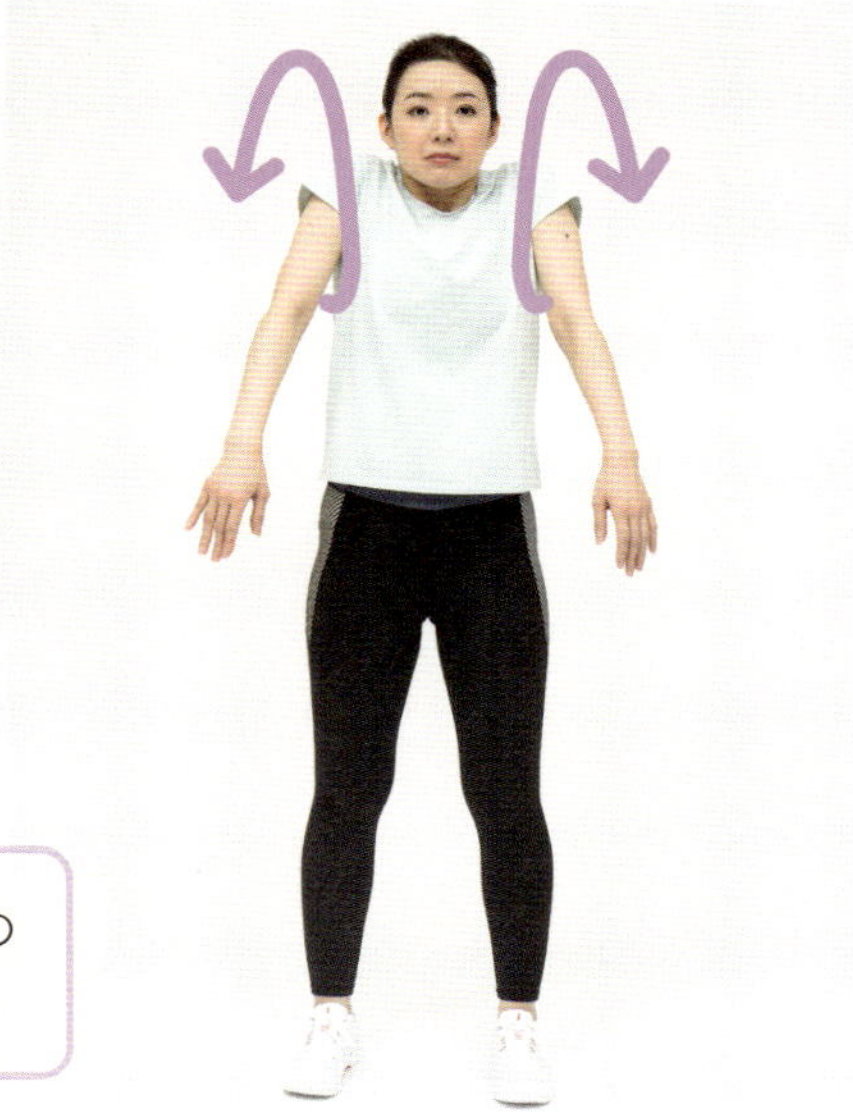

POINT

1〜3で指を置いたくぼみの部分を感じながら肩を回す。

4

肩を前から後ろにすくって回す

足を肩幅より狭めにして、つま先は正面に向ける。肩を前から後ろにすくうようにして回す。息は大きく吸って。

5

息を吐きながら元の位置に肩を落とす

最後は大きく胸を開いて脇腹を伸ばし、フーッと吐きながらストンと肩を落とす。首と肩が楽になったらOK

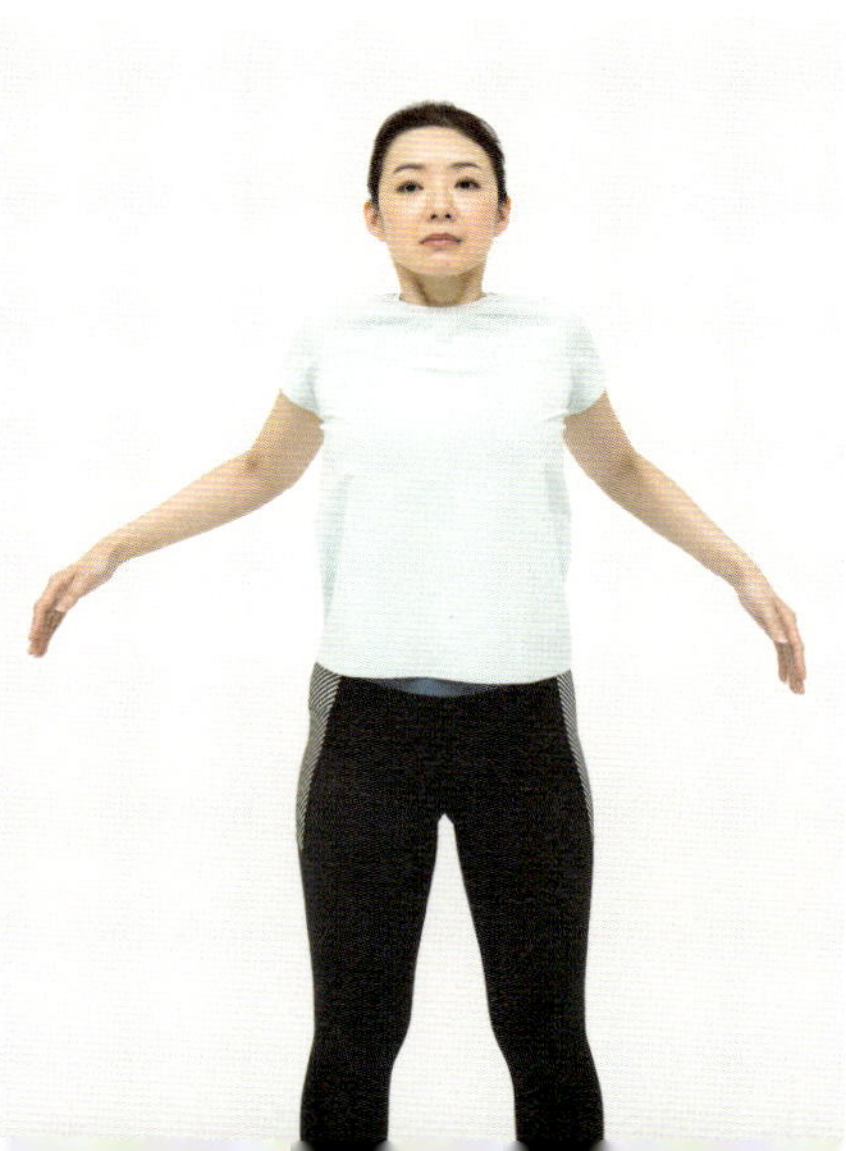

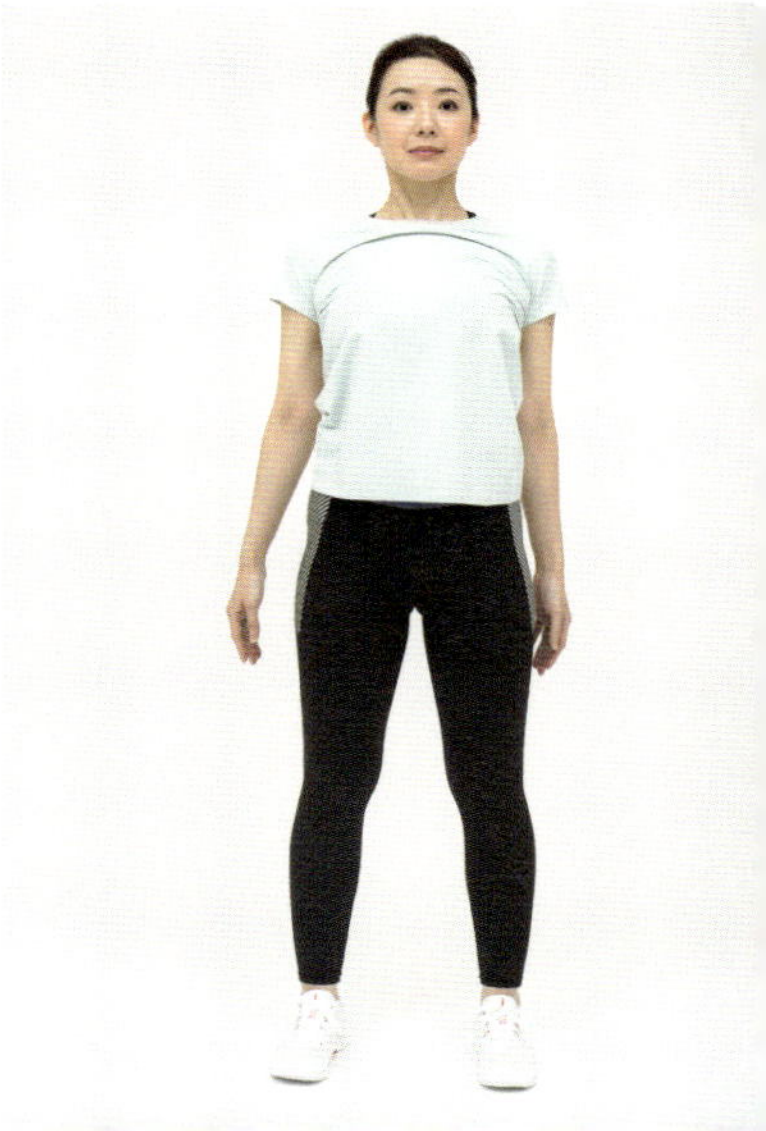

ENERGY UP EXERCISE

おわりに

自分の年齢が気にならなくなるエナジーアップ・エクササイズに取り組んでくださり、ありがとうございました。体の内側にある気力の源泉が、徐々に活性化されてきたのを感じていただけていたら嬉しいです。

私は、年齢を気にする時代はもう終わったと思っています。

あなたのまわりにもいませんか？　いくつになっても新しいことにチャレンジしたり、おしゃれや美容も楽しんでいたりする方が。いわゆる年齢不詳な現役感のある人は、今後さらに増えていくでしょう。人生は思っている以上に長いのです。

例えば、あなたが今40代の年齢なら、「人生のもう半分生きたな」なんて捉えずに「ここからが人生の本番！　もっと人生が面白く開けていくんだわ」と思ってもらいたいと思います。

なぜなら、いくつになっても正しくエクササイズをすれば体は変えられますし、気持ちや考え方もポジティブに整えていくことができるのですから。

しかも、この本でお伝えした骨盤運動や歩き方を取り入れれば、いつでも必要な時に、何度でも、自分で自分を整えることができます。

私はいつも、自分の3年後を想像するようにしています。3年後は今よりもっと素敵でいたい、今の自分をキープしたい。じゃあ、そのためには何をしたらいいかしらって考えるのです。

すると、体を動かそう、思考が衰えないようにしよう、新しい情報にも触れよう、今以上に何かをやってみようという気持ちが湧いてきます。そのひとつが、今回の書籍の出版でもあるのです。

また、人間は年齢を重ね、経験やポジションが積み上がってくると、名誉欲や金銭欲など、さまざまな誘惑が身近にやってくることがあります。そんな時、体の軸と向き合う習慣がある方は、自分を律することができるものです。私は50代の頃から、テレビや雑誌などに多数取り上げていただき、ありがたいことに全国から講師依頼をいただいてきました。プロダクションにもお世話になったのですが、忙しくしていた当時、ある方に言われたのです。「王道を生きなさい」と。華やかな業界に触れても、チャラチャラした道にそれないで本質を追求すること、人間として何が大切なのかを貫くことの大切さを教えてくださったのでしょう。そうした生き方をしてこそ、魂＝人格が磨かれていき、内側からあふれる美しさにつながっていくのです。

あれから数十年。未だにこの言葉が頭の片隅にあり、私が生徒の皆さんに伝えてきた「軸の大切」さも、ここに通ずるように思います。

この本が、手に取ってくださった読者の皆さんの体と心に軸を通すきっかけになれば、これ以上の喜びはありません。エナジーアップ・エクササイズを通して、あなたの体にスイッチを入れ、まだまだ続く現役人生を輝かしいものにしていかれてください。

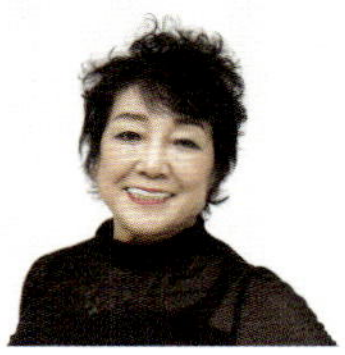

前田洋子

YOKO MAEDA

多くの芸能人のダイエットを成功に導き、テレビや雑誌などメディアで注目を集めるとともに、全国各地で講演やイベントを行うなど、「美のカリスマ」として活躍。基礎運動学、運動生理学、解剖学に基づいた「ウォーキング」の研究と20年以上の自身での実践から「骨盤の動き」に注目。日常生活の中で簡単に始められる歩き方の基本として【骨盤らくらくウォーキング®】を考案し、身体のゆがみをとり、腰痛、肩凝り、冷え性などを改善させている。また、全身エステ（ヴィーナスエステ）で、サイズダウンや美肌、美髪のエステを行うほか、食事法（料理教室を開催）、メンタルまで指導し、キレイで健康的な若返りに貢献。『骨盤ゆるらく「10歩ウォーキング」ダイエット』『幸せになる骨盤らくらくウォーキング』など著書多数。現在も神奈川県でスタジオを構え、男性、女性問わず、小学生から高齢者まで指導を行っている。

ヨーコ・ウォーキング・ラボ
http://www.yokowalkinglab.com/

自分《じぶん》の年齢《ねんれい》が気《き》にならなくなる
エナジーアップ・エクササイズ

前田《まえだ》洋子《ようこ》 著

2025年3月20日　初版発行

発行者　磐﨑文彰
発行所　株式会社かざひの文庫
〒110-0002　東京都台東区上野桜木2-16-21
電話／FAX 03(6322)3231
e-mail: company@kazahinobunko.com
http://www.kazahinobunko.com

発売元　太陽出版
〒113-0033　東京都文京区本郷3-43-8-101
電話 03(3814)0471　FAX 03(3814)2366
e-mail: info@taiyoshuppan.net
http://www.taiyoshuppan.net

印刷・製本　シナノパブリッシングプレス

装丁　藤崎キョーコデザイン事務所
編集協力　山下美保子

撮影　新道トモカ
撮影アシスタント　倉田浩成
モデル　小林可奈
ヘアメイク　ナツキ
コーディネート　横山浩之

ISBN978-4-86723-192-0